暮らしの看護

萱場一則　編著

林　裕栄・大須賀惠子・布施晴美・亀崎路子・矢後文子　共著

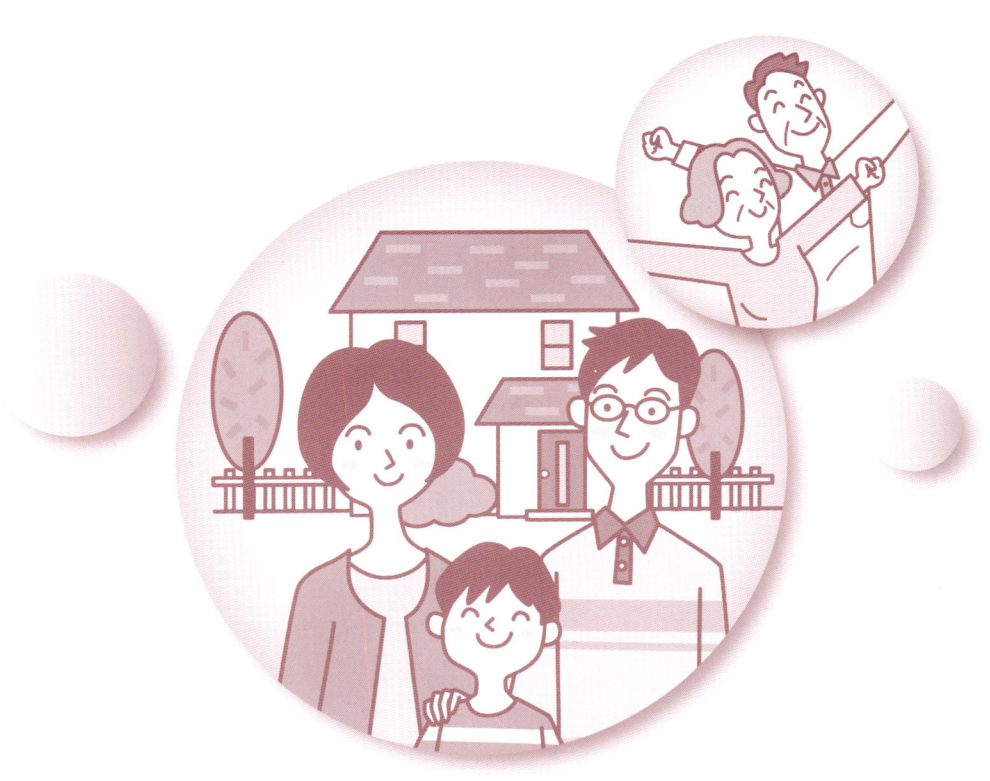

建帛社
KENPAKUSHA

はじめに

　ヒトは母親の胎内に宿ってから死を迎えるまで，さまざまな支援を受けながら家庭や社会のなかで生活します。健康を保ち，成長にときめき，老いを楽しみ，病に向き合うために必要な支援を医療や看護ととらえ，それを日常生活の視点から見つめ，人びとが日々の暮らしを安心で豊かなものにする一助とすべく，本書は企画されました。

　暮らしのなかで人びとが直面する健康問題はきわめて多種多様です。セルフケアで対処可能で数日中に治癒するものから，生存を脅かすような重度のものまで実にさまざまです。最終的にはきわめて深刻と診断される病気も，毎日の暮らしのなかで，その始まりは往々にして些細な体調の変化であったりします。またその逆もあります。

　本書は，暮らしのなかで必要とされる広範な保健医療介護における看護の知識と技術を，生活科学や対人支援を学ぶ，看護学を専門的に修得しない学生を想定して，専門的な内容をわかりやすく解説することを心がけて執筆されました。

　少子高齢化，情報化，グローバル化の急激な進展は暮らしの舞台である家庭や職場，地域社会に急激な変化を引き起こしています。それらの変化を受けて本書は，看護の基本的な概念や技術に加え，救急医療，性感染症対策，少子化や高齢化に伴う心理的・社会的不適合や高齢者介護における看護なども取り上げました。さらに，発達障害や学習障害，日常生活におけるがん治療，認知症，終末期への対処など，従来は主に専門的な施設内で取り扱われてきた医療や看護が，さらに暮らしのなかに浸透し，住み慣れた家庭や地域のなかで当たり前のように実施されている現状も踏まえて編纂されました。

　最近の保健医療介護の動向を的確にとらえ，読者の皆さまに時宜を得た適切な内容を掲載すべく努めましたが，不十分な点も多々あろうかと思います。読者の皆さまの忌憚のないご意見をいただければ幸いです。

　なお，本書を出版するにあたり，執筆に携わっていただいた諸先生の熱意と献身，ならびに建帛社編集部の方々のご尽力に感謝いたします。

　2013 年 3 月

萱場　一則

目 次

第1章　家族の健康と看護

① 看護の対象 …………………………………………………………… 2
　1　看護とは ………………………………………… 2
　2　現代看護の礎 …………………………………… 2
　3　わが国のこれからの看護 ……………………… 3

② 健康増進とライフサイクル ………………………………………… 4
　1　ライフサイクルと健康 ………………………… 4
　2　家族と健康 ……………………………………… 6

第2章　家庭看護の実際

① 家庭看護の技術 ……………………………………………………… 8
　1　対象者との信頼関係の成立 …………………… 8
　2　五感を用いて観察する ………………………… 8
　3　バイタルサイン ………………………………… 9
　4　療養環境づくり ………………………………… 12

② 日常生活における看護 ……………………………………………… 15
　1　身体看護の方法－自立と自己実現 …………… 15
　2　栄養と食事 ……………………………………… 16
　3　衣　服 …………………………………………… 19
　4　清　潔 …………………………………………… 20
　5　排　泄 …………………………………………… 23
　6　睡眠と休養 ……………………………………… 25
　7　罨　法 …………………………………………… 26
　8　消　毒 …………………………………………… 28
　9　服　薬 …………………………………………… 29

第3章　家族が不調を訴えたときの看護

① 体調の不良を訴えたとき …………………………………………… 34
　1　発熱や鼻閉のある人への看護 ………………… 34
　　　発　熱 …………………………………………… 34
　　　鼻　閉 …………………………………………… 35
　2　咳と痰のある人への看護 ……………………… 35
　3　呼吸困難のある人への看護 …………………… 37
　4　嘔気・嘔吐のある人への看護 ………………… 38

		5	排便障害のある人への看護	39
			便　秘	40
			下　痢	40
		6	脱水症のある人への看護	41
		7	むくみ（浮腫）のある人への看護	42
		8	腫れ（腫脹）のある人への看護	43
		9	褥瘡（床ずれ）のある人への看護	44
		10	めまいのある人への看護	45
		11	発疹のある人への看護	46
		12	疼痛のある人への看護	47
			頭　痛	47
			眼の痛み	48
			歯と歯肉の痛み	49
			胸　痛	50
			腹　痛	51
			腰　痛	52
			関節痛	52
		13	出血傾向のある人への看護	53
			鼻出血	53
			喀血・血痰	54
			吐血，下血，血便	54
			血　尿	55
	② 体調以外の不調を訴えたとき			56
		1	登校をしぶる子どもの看護	56
		2	不安とうつ状態のある人への看護	58
		3	記憶や認知の障害のある人への看護	59
			記憶障害	59
			認知障害	60

第4章　救急対応を要する症状と徴候，処置法

① 救急対応		64
	1　応急手当の心得	64
	2　救急車の利用法	65
② 創傷とその処置，止血法		68
	1　外　傷	68
	2　止血法	69
③ 包帯法		71
	1　包帯法とは	71
④ ねんざ・脱臼・骨折の処置		73

1	ねんざ	73
2	骨 折	75
3	脱 臼	76

⑤ その他の事故とその処置 …………………………………………………… 78

1	電撃傷	78
2	熱中症	79
3	やけど	81
4	凍 傷	83
5	動物による外傷（刺咬症）	84
6	高山病	85
7	潜水病	86
8	乗り物酔い（動揺病，加速度病）	87
9	異 物	88
10	窒 息	90
11	急性中毒	91
	化学物質	91
	アルコール	92
	ガス中毒	92
	食中毒	93
12	溺 水	94

⑥ 急変時のケア ……………………………………………………………… 96

1	疼 痛	96
2	麻痺と意識障害	97
3	けいれん	97
4	ショック	97
5	急変時のケア	98

⑦ 救急蘇生法 ………………………………………………………………… 99

1	救命処置	99
2	緊急時における容態の観察の仕方	101
3	回復体位	101

⑧ 患者の運搬法 ……………………………………………………………… 102

1	運搬の是非の判断	102
2	安全な運搬法	102

第5章　主な疾患と看取り

① 小児期に多い疾患 ………………………………………………………… 108

1	呼吸器疾患	108
2	消化器疾患	109
3	循環器疾患	110

4　泌尿器疾患 ……………………………… 111
　　　5　アレルギー疾患 ………………………… 113
　　　　　アトピー性皮膚炎 …………………… 113
　　　　　気管支喘息 …………………………… 114
　　　　　食物アレルギー ……………………… 115
　　　6　発達障害 ………………………………… 116
　　　　　広汎性発達障害，自閉症スペクトラム障害 … 116
　　　　　学習障害 ……………………………… 117
　　　　　注意欠陥・多動性障害 ……………… 117
　　　7　小児特有の感染症 ……………………… 118

② 成人期の疾患 … 121
　　　1　呼吸器疾患 ……………………………… 121
　　　2　消化器疾患 ……………………………… 123
　　　3　循環器疾患 ……………………………… 124
　　　4　肝臓・胆嚢の疾患 ……………………… 126
　　　5　腎臓・尿路の疾患 ……………………… 127
　　　6　生殖器疾患・性感染症 ………………… 128
　　　7　貧　血 …………………………………… 129
　　　8　痛　風 …………………………………… 130
　　　9　メタボリックシンドローム …………… 131

③ 精神疾患 … 133
　　　1　メンタルヘルス，自殺対策 …………… 133
　　　2　統合失調症とうつ病 …………………… 134
　　　3　認知症（若年性認知症を含む） ……… 136

④ がんの治療と予防 … 139
　　　1　悪性腫瘍 ………………………………… 139

⑤ 看取り … 141
　　　1　危篤と死 ………………………………… 141
　　　2　家での看取り …………………………… 142

付　録 … 145
　　　1　介護保険制度 …………………………… 145
　　　2　子育て支援 ……………………………… 146

索　引 … 150

第 1 章　家族の健康と看護

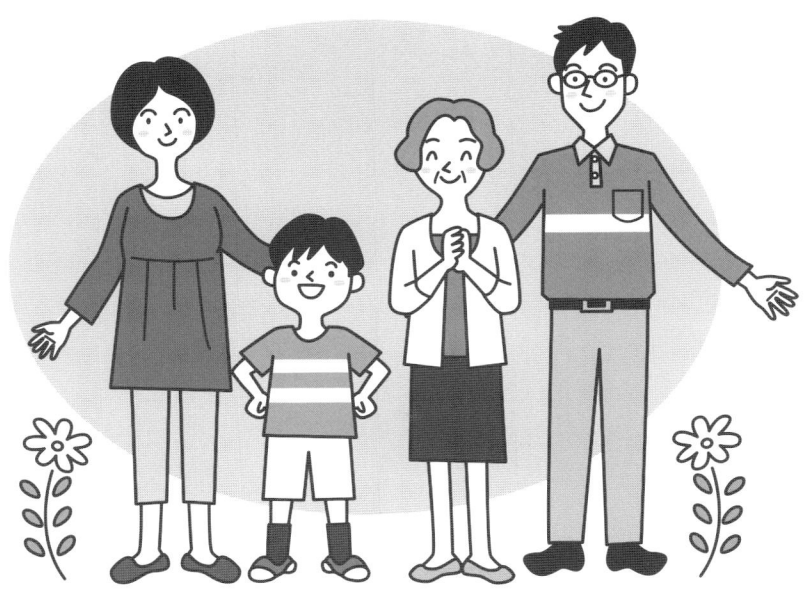

1 看護の対象

1 看護とは

　看護とは，健康な人にはその維持・増進への支援，病をもつ人には回復に向けた支援，死にゆく人には安らかで納得した終焉（しゅうえん）を迎えるための支援を行うことである。

　看護の「看」はみる，すなわち人間の心，身体，社会関係，成長過程や健康，正常，異常，疾病の過程，回復過程を観察することであり，「護」はまもる，すなわちすべての人々が健康で生活できる（もてる力を発揮して生き生きと生活できる）ように支援することと解釈できる。

　この行為は，もともとは家庭内看護として生活の場で行われてきた。たとえば，母親が子どもの熱や痛みに対して，苦しみをやわらげるために手当てをしたことなどから始まっている。それは特別な専門的知識を要するわけではないが，人々の生活の知恵から生まれてきた知識をもとに行われてきた。このような家庭内看護は有史以前から行われているが，社会の変化とともに，現在では専門職として独立した看護職が確立された。

2 現代看護の礎

　看護は，慈悲や慈愛の精神から病で苦しむ人々を救済するという目的のもと，家庭内だけでなく，宗教を母体とした形で教会や収容施設において長く行われてきた。

　現代の看護の基盤を築いたのは，19世紀に活躍したナイチンゲール（図1-1）である。クリミア戦争から帰還したナイチンゲールは，1860年に『看護覚え書』という書物において，人類史上初めて「看護とは何か」という定義を明らかにした。看護について初めて系統的に書かれた著作であり，近代看護

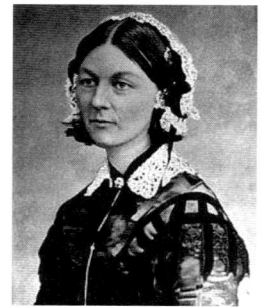

図1-1　ナイチンゲール

日本の看護の歴史
仏教の慈悲の心で病人の世話が行われていた。すでに奈良時代には悲田院（貧しい人や孤児を救うための施設），施薬院（貧しい病人に薬を与え治療をした施設）がつくられている。

ヨーロッパの看護の歴史
キリスト教の奉仕活動として，修道女や教会の関係者が病人の世話をしたのがその起源とされている。ナイチンゲール以前にも病院はあったが，そこで働く看護師は，教育も受けていない最下層の女性たちであった。

アメリカの看護の歴史
南北戦争（1861-1865）の経験から看護教育の必要性への声が高まり，多くの看護学校がつくられた。

ナイチンゲール，F
（Florence Nightingale, 1820-1910）
近代看護の祖といわれる。イタリアで生まれたイギリス人。34歳のとき，クリミア戦争の際に従軍看護団を率いてスクタリの野戦病院に行き，死亡率を激減させた。

の基礎が確立された。

ナイチンゲールは「看護とは，新鮮な空気，陽光，暖かさ，清潔さ，静けさを適切に整え，それらを活かして用いること，また食事内容を適切に選択し適切に与えること—こういったことすべてが患者の生命力の消耗を最小にするように整えることである」とした。つまり，人間の自然治癒力はよい環境によって高まるものであり，看護は生命力すなわち自然治癒力が機能しやすいようにすることである，とした。

その後ヘンダーソンは，看護の対象を死にゆく人にまで拡大してその考え方を広げた。

③ わが国のこれからの看護

かつては家庭内で行われていた看護が，戦後の医療機関の充実から，誕生と死は施設で迎えるという時代となり，近年は，社会保障費の急増に伴い入院期間の短縮が図られ，施設から在宅・地域へと治療や療養の場が移行してきている。

1990年代前半には訪問看護制度もつくられ，看護の場は施設から在宅へと変化した。少子高齢化，女性の社会進出，家族機能の低下などもあり，家族による介護には困難があることから，2000年に「介護保険法」が制定された（付録参照）。介護保険法により介護を社会が担うようになり，在宅での看護・介護サービスが提供されるようになった。

限られた医療資源で質の高い医療・介護を効率的に提供するために，医療の関係職者がそれぞれの専門性を最大限発揮し協働する「チーム医療」や，入院中から退院調整を行うための活動，地域の関連機関との連携の必要性が高まっている。

近年は，看護師の業務を拡大する方向の議論もなされている。また，介護職の医療行為も認められつつあり，それぞれの専門職間の業務内容の拡大や重なりも出てきている。加えて，専門職者だけで病を抱えた人を支援するという時代ではなくなってきている。ピア（当事者，当事者を支援している家族も含む）の活動も盛んになってきており，当事者同士で支え合うことによる大きな力や可能性が発揮されている。つまり看護・ケアにおける当事者の力を抜きにできないこと，専門職と協働していくべき存在であるとも認識されつつある。

さらに，超高齢社会となる2025年に向けて，地域包括ケアシステムの構築がうたわれている。これは自助を基本として，相互扶助と社会福祉を位置づけるものである。

ヘンダーソン，V
（Virginia Henderson, 1897-1996）
看護師，研究者で看護理論家。看護教育の指導者としてナイチンゲールに次いで世界でその名を知られており，アメリカの看護の発展に大きく貢献した。

ピア（当事者）
仲間とともに自らの生き方や苦労を分かち合い，共有することで「自分を助けていく」取り組み。

地域包括ケアシステム
関係者が連携，協力して，保健サービス（健康づくり），医療サービスおよび在宅ケア，リハビリテーションなどの介護を含む福祉サービスや住まいも含めて，地域住民のニーズに応じて一体的，体系的に提供するしくみ。

2 健康増進とライフサイクル

1 ライフサイクルと健康

日本人の平均寿命は，いまや女性85歳，男性79歳をともに超えている。全人口の約4人に1人が高齢者であり，少子化とともに高齢者の割合（高齢化率）が急速に高まり，2025年には超高齢社会に突入するとされている。さらに，生活を支える経済の問題，長寿社会による介護の問題，女性の社会進出やそれに伴う高齢出産の課題など社会の変化に応じて，人生のなかでのさまざまな健康問題が出現してきている。

ライフサイクルごとの特徴に応じた健康問題は，表1-1のようになる。

平均寿命
0歳における平均余命。

高齢者
WHO（世界保健機関）や行政的には65歳以上を高齢者という。65歳以上75歳未満を前期高齢者，75歳以上を後期高齢者という。

高齢化率
7%を超えた社会を「高齢化社会」，14%を超えた社会を「高齢社会」，21%を超えた社会を「超高齢社会」という。

高齢出産
35歳以上の年齢での初産をいう。女性の社会進出による晩婚化で，最近では40歳以上で初産という人も増えてきている。高齢出産のリスクとして，卵巣機能の低下，女性ホルモンの減少，体力の衰えなどがあげられる。

表1-1 ライフサイクルごとの健康問題

出生前後	・胎児の発育は，胎児を取り巻く環境に影響される。特に母体の健康状態は胎児に大きな影響を与える ・胎児の発育に影響する母体側の因子は，母体の年齢，体格，分娩回数，既往歴，現病歴，喫煙や飲酒などの生活習慣，家族歴などである ・胎児の催奇形性の因子として，放射線，薬剤，ウイルス，アルコール，喫煙などがある。催奇形性予防のためには，有害物質の排除が必要である ・その他，胎児に悪影響を与える因子として，多胎，羊水量異常などがあげられる ・分娩時の問題として，早産，低出生体重児，分娩異常，仮死，黄疸などがあり，これらの因子によって脳に障害をきたした結果，脳性麻痺，精神発達遅滞などを起こすことがある
新生児・乳児期	・新生児期は，体温調整，感染などへの対処を要するため，養育者は環境の調整が必要となる ・乳児期とは，生後1歳6か月までをさす ・この時期の発達課題をエリクソンは，「基本的信頼対不信」とした。主に授乳をとおして基本的信頼は獲得される ・生後1年間の発育・発達はめざましく，寝返り→はいはい→お座り→つかまり立ち→つたい歩き→自立歩行の順に発達し，活動が活発になるため転倒などの危険が大きくなる ・近年，乳児虐待や育児放棄（ネグレクト）の増加が社会的な問題として取り上げられている。乳児虐待においては，産後うつの影響もあるとされている。養育者の育児ストレスや不安の解消は社会的課題でもある

(つづき)

幼児期	・幼児期はおよそ1～6歳（小学校入学）までをいう ・歩くことと話すことができるようになり，人間固有の能力を急速な勢いで獲得していく。家庭内では人格の基盤をつくる時期であるため，養育者の影響は大きい ・行動範囲が拡大することによる事故や感染を起こしやすくなる ・現代では親の生活に子どもが影響され，夜更かしや朝食を欠食するなど日常生活のリズムが崩れている子どもたちが増えてきている。また，ゲームや早期教育による受験などの影響で，子ども同士で外遊びをすることが極端に減少していることによる発達のバランスの悪さなどがみられてきている
学童期	・小学校入学から卒業までをいう ・身体機能もほぼ整い，安定した時期である ・この時期は，活動の場が家庭から学校に移行する。今までと異なり，学校で教育を受け，友達との関係をつくることが求められる ・社会的問題としては，学級崩壊やいじめがあげられる ・学校健診では，う歯，近視などが指摘される児童が多い ・発達障害についても関心が高くなってきている
思春期	・12～17歳頃までをいう ・第二次性徴として女児には初潮，男児には声変わりや精通などが現れ，生殖が可能となる ・精神的にも大きな変化の現れる時期であり，希望や喜びなどがある反面，不安や不満，怒り，絶望感，焦り，孤独感など心理的危機を抱えている ・この時期の社会的問題は，いじめ，不登校，ひきこもり，早期の性体験からくる逸脱行動などがある
青年期	・18～20歳代前半をいう ・第二次性徴という身体的変化を経て心理・社会的な自立をとげ，大人の仲間入りをするまでの期間である。いわゆる自我同一性を確立するときである ・心身ともに力のみなぎる時期である ・統合失調症などの精神障害，摂食障害，性感染症や望まない妊娠の可能性，自動車やバイクの事故による外傷性の損傷など，重大な健康障害を抱えることもある ・社会的にはひきこもり，フリーター，ニートなどの問題がある （この時期から成人期ということもある）
成人前期	・20歳代前半～30歳くらいをいう ・個を確立し，他者と関わり結婚，出産，社会での役割を果たす時期である ・身体的，精神的にも充実しているため，他の時期に比較して健康問題は少ない
成人中期・壮年期	・30～50歳代をいう ・人生において安定した時期でもあり，家庭においても社会においても役割を期待され，それを果たす時期である ・女性の社会進出などに影響され，高齢出産も増えてきている ・生殖機能が次第に衰える50歳前後には更年期がおとずれる ・女性の場合，閉経に伴うさまざまな身体症状（不定愁訴）や抑うつ，寂しさ，焦燥感，不安などの精神症状もある。また，子どもが独立する時期でもあり，心身の動揺もきたしやすい ・男性も身体機能の低下を自覚し，生活習慣病も発症しやすい時期である ・ストレスを抱えている人が多い ・男女ともに生活習慣病，がん，うつ，自殺など多くの健康問題があげられる
老年期	・60歳代以降をいう ・人生の締めくくりの時期であり，生理的・心理的老化をきたす ・白髪やしわなど目に見える変化だけでなく，難聴，白内障なども多くみられる ・75歳以上は医療にかかる率が急激に増え，80歳以上になるとかなりの人が受診している ・認知症者の増加，核家族や単身世帯の増加により，独居高齢者の看取りや孤独死などが社会的に大きな問題になっている

新生児
出生後28日未満の児を，新生児という。生後7日未満の児を早期新生児，7～28日までを後期新生児という。出産直後の新生児の体格は，体重約3,000g，身長約49cmである。その後2～3日は，生理的体重減少といって5～10%の体重減少がみられる。

エリクソン，E
(Erik Erikson, 1902-1994)
アメリカの発達心理学者で，精神分析家。「アイデンティティ」の概念を提唱したことで知られる。エリクソンは人間の発達課題を8段階で表現し，高齢期は「統合対絶望」とした。

ネグレクト
neglect
乳幼児や高齢者，病人など，要養育，要介護者に適切な衣食住を与えないこと。責任を放棄すること。児童虐待，障害者虐待，高齢者虐待の一つであり，子どもに対するそれは育児放棄ともいう。

産後うつ
産後，数週間～数か月続く。症状は，気分が落ち込む，不安になる，眠れない，気力がなくなる，集中力や思考力が低下するなどである。マタニティブルーは数日～数週間程度で自然に消失するが，長引く場合は産後うつが疑われる。

2 家族と健康

家族は，その定義が学問領域により異なり，また人々のとらえ方も時代の流れにより変化してきており，その定義はさまざまである。しかし，いずれにしても家族とは，社会のなかの最も小さな単位（システム）であり，感情的な結びつきがあり，お互いの生活に関わろうとする者たちの集団といえる。近年の人々の家族機能への期待は，情緒（心の安らぎを得る）的，家事的，経済的機能である。

家族は健康の源であるといわれる。たとえば子どもが家族と一緒に生活することで，食事の仕方や食習慣，手洗いや歯磨きなどの清潔習慣，生活リズムなどを身につけていく。このように，生活習慣病予防を含めた健康行動は家族のなかで培われていく。そのため，家族成員それぞれが日々の暮らしを大切にして健康の維持・増進に心がけなければならない。

家族成員のだれかが健康障害を抱えた場合や災害などの状況に遭遇すると，家族は強い危機状況に陥り，その機能に大きな影響を受ける。このようなときに家族は，それぞれ役割を見直し，互いに協力し合い危機を乗り越えようと努力し，再び家族として安定していくことが求められる。

しかし現代の家族は，平均世帯人員が3人をきっており，また高齢者世帯，単身世帯が増え，家族介護力の低下は著しく，社会の大きな問題になっている。このことは介護保険の成立した背景の一つでもある。現代家族の特徴として，高齢化，少子化，離婚の増加，女性の自立志向，失業などにより家族とは何かを問い直す時代になってきているといえよう。

参考文献
- 石垣和子，上野まり：在宅看護論．南江堂，2011．
- 小山眞理子編：看護学基礎テキスト第2巻，看護の対象．日本看護協会出版会，2011．
- 杉下和子編著：家族看護学入門．メヂカルフレンド社，2004．
- 鈴木和子，渡辺裕子：家族看護学．日本看護協会出版会，2011．
- 田村やよひ編：看護学基礎テキスト第3巻，社会の中の看護．日本看護協会出版会，2011．
- 服部祥子：生涯人生発達論，第2版．医学書院，2010．

フリードマンの家族の定義
フリードマン（Marilyn M. Friedman, 1992）は，家族とは，絆を共有し，情緒的な親密さをもって互いに結びついた，しかも，家族であると自覚している2人以上の成員からなる集団であるとした。

家族の発達課題
家族のライフサイクルを家族周期という。人のライフサイクルと同様に各段階があり，それぞれに発達課題がある。

最近の家族の多様性
ステップ家族（再婚による複合家族），同性愛カップル，非婚同棲カップル，独身貴族（金銭的にも優雅な独身者），パラサイトシングル（親に寄生する独身者）などがある。

第 2 章　家庭看護の実際

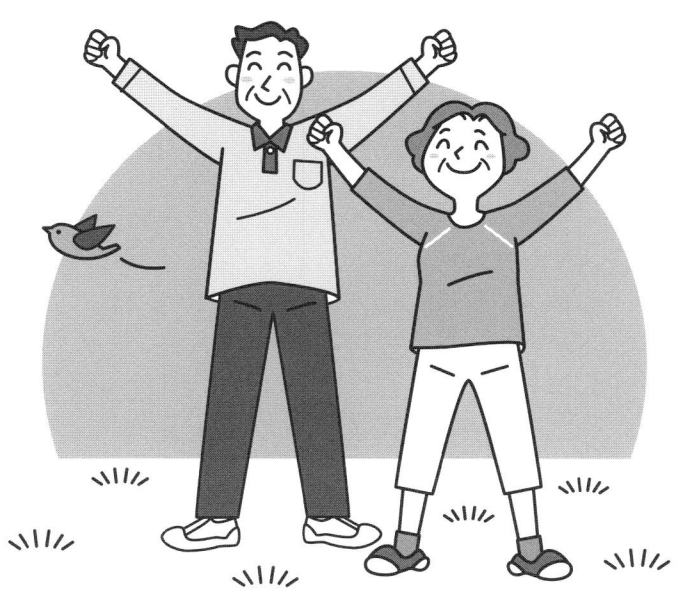

1 家庭看護の技術

1 対象者との信頼関係の成立

　看護を行う際には，対象者との信頼関係（ラポール）が成立していることが前提条件になる。対象者との信頼関係を成立させるためには，コミュニケーション能力が必要である。コミュニケーションをとる際には，一般的に言葉や文字による言語的コミュニケーションに重きが置かれがちであるが，実は信頼関係成立のためには，非言語的コミュニケーションが80～95％程度関与しているといわれている。看護に携わる者は，心から対象者のことを敬い，対象者がQOLの高い暮らしができるように「サポートさせていただく」という，謙虚な気持ちをもって向き合うことが大切である。

2 五感を用いて観察する

　看護は，観察と正確な知識に基づく適切な判断（アセスメント）ができるかどうかが鍵になる。観察の方法には，観察者の五感（視覚，聴覚，触覚，嗅覚，味覚）を働かせて行うものと，言葉や機械器具によるものとがある。
　五感を用いての観察にあたっては，まず視覚によって対象者の身体の形状，皮膚などの色つや，表情などを観察する。たとえば顔が紅潮していれば発熱や皮膚の炎症を疑う。体温計で測定する前に手で前額部に触れて熱があるかどうか確かめ，脈拍を測定する（触覚）。呼吸音や腹鳴などの内臓内で発する音を聞く（聴覚）。嗅覚によって，体臭や口臭を感知できる。また，居室などに不快な臭気がただよっていないかなどの環境の適否を知ることができる。また，味覚は食事の味つけをみて，対象者の嗜好を観察することができる。
　言葉による観察は，音声言語によって行われる。発声できない対象者には文字，ジェスチャーや手話を用いて行う。言葉は，その意味内容だけでなく，声の大きさ・高さ・調子などを聞き分けることによって，健康状態や精神状

信頼関係（ラポール；rapport）
患者と看護者の間に築かれる1対1の好ましい人間関係のこと。

言語的コミュニケーション
(verbal communication)
言葉，文字，情報記号，地図，図，手話など。

非言語的コミュニケーション
(nonverbal communication)
顔の表情，服装，髪型，化粧，姿勢，動作，視線，声の調子，スキンシップ，ジェスチャー，香水など。

QOL
(quality of life)
生活の質，生命の質，人生の質のこと。個人を主体とし，個人が感じる生きがいや生活の満足度のこと。

アセスメント
患者の状況を系統的に情報（病気や症状，対象者の主観的な訴え，バイタルサインや臨床検査，身体診察などから得られた客観的なデータなど）収集し，それをもとに，疾病やその状況について評価し判断すること。

態を把握することができる。同時に表情も言葉と関連している。

　機器・器具による観察は，体温計，血圧計，聴診器，身長計，体重計，肺活量計，視力計，聴力計などを用いて，それぞれの値を測定し，健康状態を観察する方法である。また現在では，医療機関だけでなく家庭においても，テレビモニターによる状態観察が医療者によって行われている。

③ バイタルサイン

　バイタルサイン（vital signs）とは，生命活動を表すしるしである。一般には，最も基本的な生理機能である体温，脈拍，呼吸，血圧の4つの機能をさす。また，病者の状態を把握するうえで大切な指標である体重，意識状態，食欲，排泄，睡眠，精神状態などを含む場合もある。

■1 体　温

　体温（temperature）とは，体内で発生した熱と体外へ放散される熱との平衡が保たれた温度をいう。体温は，腋窩中央部，口腔，直腸，耳孔で測定され，体温の値は測定部位によって異なる。正常体温は，一般に平熱と呼ばれている。平熱には，下記のような年齢差，個人差，日差，行動差，性差（女性は排卵後月経開始まで体温が上がる）がある。成人では，37.5℃以上を発熱という。

　現在では電子体温計が一般に用いられている。電子体温計は，機種によって多少測定時間が異なるが，約90秒で測定できるのが予測値である。近年は，そのまま測定を続けて実測値が測定できるものも多くなってきている。微熱などのため正確に測定したいときには，実測値（約10分間）を測定することが望ましい。

（1）体温の差異と変動
・年齢による違い：乳幼児は成人より高く，高齢者は低い。
・日内変動：午前2〜6時が最も低い ｝ 差は1℃未満。
　　　　　　午後3〜8時が最も高い
・体温上昇：食事，運動，入浴，興奮，啼泣，精神的感動，気温の上昇。
・体温下降：睡眠，安静，飢餓，寒冷。

（2）体温測定法
①測定前30分間は，食事，飲食，運動などを避け，安静にしている。
②腋窩が濡れている場合は，乾いたタオルでよく拭く。
③体温計は，腋窩のくぼんだところに測温部を当て，腕を密着させて測定する（図2-1）。

平熱
成人の場合，36.0〜37.0℃未満の体温をいう。

予測値
体温の測定時間を短縮するために，多くの人の体温上昇データを統計的に処理し，演算式にして，10分後の平衡温がどのくらいになるのかを予測した値。

微熱
37.0〜37.9℃未満の体温をいう。

腋窩温
・正常範囲：36.0〜37.0℃
・小児 36.5〜37.3℃
・37.0℃以上は高体温
・35.0℃未満は低体温

直腸温
・腋窩温より0.5〜1.0℃高い。

口腔温
・腋窩温より0.3〜0.5℃高い。

耳内での温度測定
・乳幼児で多く利用される。

④体温計の他端は体軸に 30～45 度くらいの角度で，足のほうを向くようにする。
⑤使用後は，消毒用エタノールなどで消毒してから保管する。
⑥腋窩温は左右で 0.1～0.4℃程度異なるので，測定側を決めておく。
⑦麻痺(まひ)がある場合は，健側で測定する。

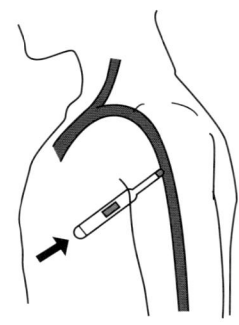

図 2-1　腋窩検温法

2 脈　拍

脈拍（pulse）は，心拍動に随伴する動脈壁の弾性波である。体温が 1℃上昇すると，1 分間に 10～20 回増加する。脈拍の性質を知ることによって，心臓の機能，血管の状態を知ることもできるので，脈拍を測定する際は，数だけでなく，その性質をよく観察することが重要である。

> **正常脈拍数**
> ・新生児・乳児：100～180 回
> ・幼児：60～150 回
> ・成人：60～100 回

（1）脈拍測定部位（図 2-2）

脈拍を触れることのできる動脈は総頸動脈，上腕動脈などいくつかあるが，心臓の位置から近い部位にあり，脈拍が触れやすく，衣服に覆われることが少ないため緊急時にも即座に脈拍の測定が可能であることにより，通常は橈(とう)骨(こつ)動脈で測定する。

（2）脈拍測定時の留意点

①脈拍測定前 5 分以上は安静にし，運動や食後，入浴後などは 30 分以上経ってから測定したほうがよい。

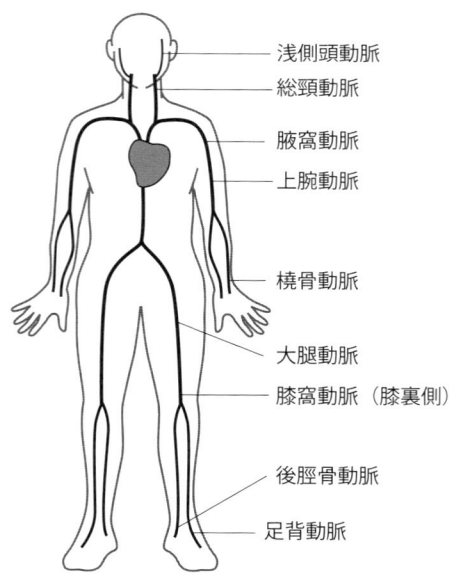

図 2-2　脈拍測定部位

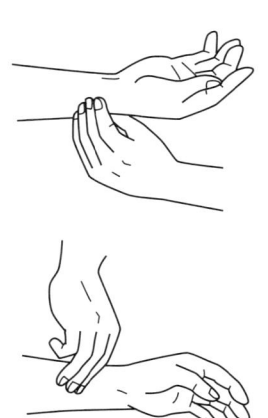

図 2-3　脈拍測定法

②測定者の手は温かくしておくように心がける。
③測定するときは，人差し指，中指，薬指の3指で測定する（図2-3）。
④安楽な姿勢で測定する。
⑤正確に1分間測定する。
⑥測定後直ちに，測定日時，測定部位，測定値，脈拍の異常の有無などを正しく記録する。

脈拍の異常
心臓の拍動に異常がある場合は，脈でその異常を感知することができる。心臓の拍動が速くなる。
・頻脈：1分間に100回以上
・徐脈：1分間に50回以下
・結代：1分間に1つか2つ拍動が抜ける
・不整脈：リズムの乱れ

3 呼 吸

呼吸（respiration）は，活動や成長に必要な空気を途絶えることなく身体の中に入れ，代謝の結果生じた二酸化炭素（CO_2）を体外に排出することである。

呼吸には，胸式・腹式・胸腹式呼吸の3種類があり，胸式呼吸は肋間筋の収縮によって行われ，女性に多くみられ，腹式呼吸は横隔膜の上下運動によって行われ小児や男性に多くみられる。

（1）測定方法および留意事項

①正常な呼吸数は，1分間の呼吸運動（吸息・呼息・休息で1回と数える）の回数で表される。1分間の呼吸数は脈拍の約1/4である。
②呼吸数を測定されていることを対象者に意識させないようにする。脈拍を測定している姿勢のまま，胸部や腹部が上下する回数を数えるなど工夫して，特別な緊張状態や不安状態を引き起こさないように，自然でありのままの状態の呼吸を1分間測定する。
③できるだけ安静，睡眠時に測定する。
④呼吸数の観察とともに，呼吸の深さ，不整，促迫，喘鳴，努力性などの性質や，鼻閉の有無，口唇の色なども観察する。
⑤意識的に呼吸を変化させていないことを確認する。

正常な呼吸数
・新生児・乳児：40〜60
・幼児：18〜22
・成人：10〜20

呼吸の異常
・頻呼吸：1分間に25回以上
・徐呼吸：1分間に9回以下
・その他：過呼吸，減呼吸，多呼吸，無呼吸のほか，終末期にみられるクスマウル呼吸，チェーン・ストークス呼吸など。

4 血 圧

血圧（blood pressure）とは血液の流れる勢いを数値に置き換えたもので，血液が血管の中を流れるときに血管の壁を押し広げていく圧力のことをいう。心臓が収縮するときの圧力を収縮期血圧（最高血圧），心臓が拡張するときの圧力を拡張期血圧（最低血圧）と呼ぶ。

（1）血圧の変動

血圧は1日の中で刻々変化し上下している。これを日内変動という。血圧は，午前11時頃最も高くなり，その後徐々に下降する。睡眠中の午前2時頃に最も低くなり，午前5時頃から徐々に上昇する。ストレス，感情の高ぶり，食事，排便，急激な運動，肉体労働などによっても一時的に血圧が

高くなる。ただし仮面高血圧が近年増加しているため，注意深い観察が必要である。

（2）正確な血圧を知るための方法

①毎回同じ時間，同じ場所にセンサーを固定し，測定する。

②測定の前には約5〜10分くらいの安静を確保する。

③正確な血圧を知るためには，10〜15分程度の時間をおいて，2度，3度と測り直すようにする。WHOでは，3回の平均値をとることを勧めている。

（3）血圧計の種類と測定

血圧計の種類には，水銀血圧計，アネロイド式血圧計，電子血圧計がある。現在では，電子血圧計が主流になっている。

（4）血圧の判定

血圧は水銀（Hg）柱の高さで表現し，その単位はmmHgである。血圧の年齢による変化をみると，加齢とともに最高血圧が上昇する傾向が認められる。国際的な基準では，収縮期血圧が常に140 mmHg以上，あるいは拡張期血圧90 mmHg以上を高血圧と定義している。

脈圧と平均血圧を計算して観察することも重要である。計算式は次のとおりである。

脈圧＝収縮期血圧－拡張期血圧

平均血圧＝拡張期血圧＋脈圧/3

脈圧は，40〜60 mmHgが正常範囲であり，平均血圧は90 mmHgが大まかな目安である。平均血圧が110 mmHg以上のときは動脈硬化を疑う。動脈硬化が進むにつれて脈圧も大きくなる。

5 動脈血酸素飽和度（SpO_2）

パルスオキシメーター（図2-4）を用いて，心拍ごとに指先やその他の末梢組織に送り込まれる動脈血の酸素飽和度を測定する。SpO_2の正常範囲は97〜98％であり，脳などの障害を予防するためには，SpO_2を90％以上に維持することが望ましい。

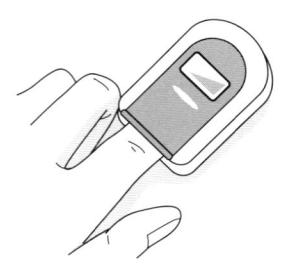

図2-4　パルスオキシメーター

4 療養環境づくり

1 居室環境の整備

一般に病者は療養のために行動範囲が狭くなるため，1日のほとんどを居

血圧の異常

血圧が高い場合を高血圧，低い場合を低血圧という。

・高血圧：腎臓病などの疾患に伴って発生する二次性高血圧のほかに，肥満や喫煙など生活習慣による本態性高血圧などがある。

・低血圧：明確な基準がないが，収縮期血圧が80 mmHgを下回ると，頭痛，めまい，不眠などの症状が出やすい。原因のはっきりしない本態性低血圧が多いが，体位を変えることによって血圧が下がる起立性低血圧もある。

仮面高血圧（逆白衣高血圧）

診察室で測る血圧が普段の血圧より低くなる病態で，診察室では正常なので，「正常血圧という仮面をつけた高血圧」という意味である。ヘビースモーカー，ハードワーカー，仕事と家事の両立で多忙な主婦，ストレスを感じやすい人などの例では，診察の待ち時間にリラクゼーション効果があり，診察時の血圧が低くでる傾向にある。未治療であると持続性高血圧と同等に，脳卒中，心筋梗塞のリスクが高くなるので，薬物療法の対象となる。

室で過ごすことになる。療養環境の適・不適は病者の療養意欲や病気の回復に影響する。疾患そのもの，あるいは治療上の制約などといった原因によって，体力や意欲，知識不足が起こると，快適で安全な環境を保持することができなくなる。そのようなときに行われる援助が療養環境づくりである。看護場面で問題となる環境因子には，表2-1に示したような物理的環境，化学的環境，生物的環境，また社会的・経済的環境などがあげられ，多くの因子によって環境が形成されている。

表2-1 看護場面で問題となる環境因子

環境因子	内容
物理的環境	採光，照明，色彩，音，室内気候（温度・湿度・気流），空気など
化学的環境	化学物質による室内空気汚染（シックハウス症候群など）など
生物的環境	植物，動物など
社会的・経済的環境	職業，地位，近所付き合い，親戚付き合い，友人，所得，年金，貯蓄など

シックハウス症候群
(sick house syndrome)
新築の住居などで起こる倦怠感，めまい，頭痛，湿疹，喉の痛み，呼吸器疾患などの症状。原因物質は，建設に利用される接着剤や塗料などに含まれるホルムアルデヒドなどの有機溶剤などから発生する揮発性有機化合物とされている。

居室は，以下のような条件を整えることが望ましい。

①居室の明るさ：病者の好みだけでなく，安静度，読書などの光の必要度と，治療処置・看護行為など世話をする側の必要性も考慮して決定する。

②色彩：心理的な影響を病者に与えると同時に生理的な面にも及ぶことが知られている。病室の壁やカーテンなどの色は，病者の好みなども考慮しながら，安らぎの得られる色を選ぶとよい。

③音：大きさ・高さ・音色の組み合わせで異なった感じを与え，人体に影響を与える。不快音には，ひそひそ声，足音，看護者の声の調子（声の大きさ，高さ，言葉づかい）によるものなどがある。

④室内気候：室内の温度・湿度・気流によって構成される状態である。身体活動をしていないときに快適な状態と感じる温度は冬季19±2℃，湿度40～60％，夏季22±2℃，湿度45～65％，春・秋季はこの中間程度である。

⑤温度調節：患者や乳児・高齢者は外界温度に対して身体調節機能が低いため，居室の冷房は外気温との差を5℃以内に調節する。また，ベッドを送風口から直接風が当たらないように配慮する。

⑥換気：換気回数は，暖房をしていないときは，1時間に1回を目処に行う。暖房時には酸素濃度が低下し，二酸化炭素・一酸化炭素が発生するため，1時間に2～3回行う。また，同じにおいを持続してかいでいると，次第ににおいを感じなくなるので，常ににおいを鋭敏に察知する心がまえと習慣を身につけておくことが必要である。

⑦安らぎを感じられるように，居室に花を生けたり，窓から外が見えるようなところにベッドを置いたり，ペットと過ごす時間を設けたりするなどの工夫をするとよい。

2 病床環境の整備

　病床をつくる際，和式の畳の上にふとんを敷く場合があるが，ベッドのほうが病者にとって移動動作が楽にでき，看護する側にとっても負担が少ない。家庭療養の場合には，介護保険サービスを利用すれば1割負担で病状に合ったベッドやエア・マットなどを借りることができる。

　ベッドメイキングは，以下のような点に留意して行う。

①リネン類は週に1回程度（汚れた場合はその都度）交換する。
②自力で体位交換が困難な病者の場合，ベッド，リネンの交換は，1日に1回以上行うことが望ましい。
③リネン類は静かに取り扱う。
④心地よく就床できるように，毎日ロールクリーナーなどで病床のゴミを取り除く。
⑤窓を開けて換気をする。終了後は少なくとも20分間は窓を開けておく。
⑥下シーツ，ゴムシーツ，横シーツは，シワが寄らないように引っ張りながらマットレスの下に入れる。

2 日常生活における看護

1 身体看護の方法―自立と自己実現

　看護の対象は，病気や何らかの障害により，日常生活を営むうえで困難な状況にあり，誰かの手助けが必要になった人である。看護をする側は，無意識的に手助けしたいという気持ちがでてきて，病者が自分でできることまでやってあげてしまうことが多い。しかし看護の本質は，自分の力でできることは時間がかかっても自分でやってもらうことによって，その人なりの自立と成長を助け，自己実現を図ることにある。

1 看護者の身体を守る

　看護は日常生活を営むうえで困難な状況にある人をサポートする仕事のため，体位変換や車椅子への移乗，食事・入浴・排泄の援助など，さまざまな援助過程で看護をしている側の身体に負担がかかり，腰痛などの症状が出ることが多い。もちろん病者を助けることは重要であるが，看護者自身の健康を守るためのテクニックを身につけることも重要である。

　看護者の身体を守るためにはボディメカニクス（body mechanics）の原理を活用するとよい。

ボディメカニクス
看護においては，「科学的で効率のよい合理的な姿勢と動作」を表す動作経済の法則のことである。

2 安楽の工夫

　安楽を保つためには，心身の安楽，疼痛緩和，バランスのとれた栄養，心地よい睡眠，適度の運動やレクリエーション，病気であっても生き甲斐や楽しみがあることなどが必要である。また，心身の安楽のためにはベッド上での体位が大切であり，物品を用いて安楽な体位を保つ方法もある。

(1) 仰臥位（仰向き）

　仰臥位は身体の基底面積が大きく最も安定した体位であるが，腰部，背部に痛みが生じやすい。この場合には羊毛皮を敷き，両側上肢，曲げた膝の下，両踵部に枕を当てる（図 2-5）。

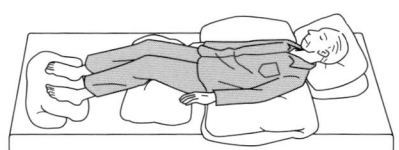
図 2-5 仰臥位

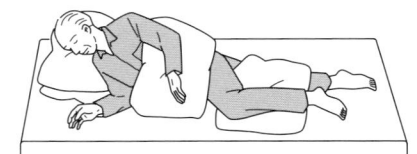
図 2-6 側臥位

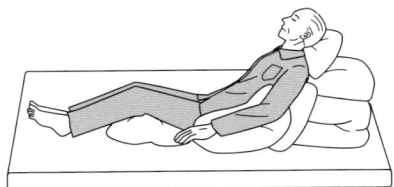
図 2-7 半坐位

（2）側臥位（横向き）

側臥位の場合下になっている部分に重力がかかり，しかも不安定であり長時間続けにくい。肩から腰にかけて枕を2個または3個入れて背部を支え，上側の下肢を前に出して両膝の間に小枕を挟むか，上側下肢の下に枕を挟む。また，胸に枕を抱かせると安定した体位になる（図2-6）。

（3）半坐（座）位

半坐位とは，ベッドの上部を上げて上体を15～45度起こした状態で，横隔膜や内臓が下がるため，呼吸困難のある人や読書のときなどに安楽な体位である。ギャッチベッドを用いた場合，身体のずれを防ぐために，先に膝の部分を少し上げてから上半身を上げる。ギャッチベッドがない場合には，臀部に圧迫が加わりやすく，ずり落ちてくるので，膝の下に枕や毛布，座布団などを入れるとよい（図2-7）。

（4）坐（座）位

心臓疾患や気管支喘息の発作のときには，机や椅子に寄りかかって坐位をとると楽になる。

> **ギャッチベッド**
> （gatch bed）
> 手動または電動による操作で，上半身部と下肢部の上げ下ろしなど高さの調節が容易にできるベッド。

2 栄養と食事

ヒトの食事は他の動物と異なる意味合いがあり，文化や経済を反映しているだけでなく，楽しみや生き甲斐につながり，他者とのコミュニケーションの場ともなっている。

病者は，食欲の減退，嗜好の変化，咀嚼機能の低下による嚥下困難だけでなく，塩分やカロリーなど，さまざまな制限が指示されている場合がある。このようなときも，制約をうまく補い，十分な栄養摂取と食事の楽しみが満

たされるように支援する必要がある。

1 栄養素

　栄養素には糖質，脂質，タンパク質，無機質（無機塩類・電解質），ビタミンおよび水の 6 種がある。いずれの栄養素も生命維持のためには欠かせないものであるが，なかでも水は人体の約 60％（小児では約 80％）を占めており，不可欠である。

　糖質，脂質，タンパク質はエネルギー源となる栄養素である。タンパク質，無機質（ナトリウム，カリウム，カルシウム，マグネシウムなど），水，脂質，糖質は，身体の組織（筋肉，神経，骨，歯，血液，その他）の構成と消耗物質の再生のために欠かせない栄養素である。ビタミン，無機質，水は，自律調節や体内の平衡の保持やエネルギー供給などの調節機能を行っている。

2 食物をおいしいと感じる

　食物をおいしいと感じて食べると，たくさん食べることができ，吸収率が高いといわれており[1]，QOL を高め心身の状態の改善につながる。食事は，味つけ，雰囲気などによって，満足度が変化することが報告されている[2]。食欲は本質的に精神的な要素に左右されるため，快適な環境で気持ちのよいサービスを受けたり，うれしいことがあったりすると，おいしいと感じる。反対に不快な環境や疾病，緊張，疲労などがあるときには食欲が低下し，おいしいと感じることができない。

　嗜好とは食物に対する好みであるが，幼い頃からの食生活習慣や周囲の者の影響が強い。食欲のない場合でも，その人の嗜好品を準備することによって食欲を増進させ，消化・吸収率を高めることができる。食事環境を整えたり，嗜好を把握したりして，「おいしい」と感じられるような創意工夫をこらすことが重要である。

3 病人食の種類

　病人食には，一般食（表 2-2）と特別食がある。特別食とは，医師の食事箋に基づいて調製される調乳，離乳食，幼児食などの乳幼児食および治療食をいう。治療食とは，疾病治療のための狭義の治療食（特別治療食）と検査のための検査食に大別できる。さらに特別治療食は，成人一般の疾病治療食（表 2-2），小児治療食，その他がある。小児の場合は，小児の成長・発達を考慮したうえでの治療食であり，小児腎炎食，小児ネフローゼ食，小児糖尿病食，小児肥満食，フェニルケトン尿症食，ケトン食などがある。

水
不可欠栄養素とも呼ばれている。水は人体の約 60％を占め，栄養を身体中に送り，身体に不要なものを排出する役割を果たしており，各栄養素が栄養的使命を果たすために欠かすことができないものである。

食事摂取基準
「日本人の食事摂取基準（2015 年版）」は，健康な個人または集団を対象として，国民の健康の維持・増進，生活習慣病の予防を目的とし，エネルギーおよび各栄養素の摂取量の基準を示したものである。基準は，国内外の論文や資料をもとに 5 年ごとに見直される。

表 2-2 病人食の種類と内容（例）

	種類	内容
一般食	常食（普通食・並食・固形食）	健常者に準じた一般的な食物
	軟食〔全粥，七分粥，五分粥，三分粥，一分粥（おまじり）〕	消化機能が低下している患者および口腔内や歯に障害などがあり，常食では摂取しにくい場合の食物
	流動食（重湯，スープ，牛乳，プリン，アイスクリーム，果汁など）	食物残渣や不消化物，刺激性の調味料を含まない流動体状の食物
特別食・成人一般	胃潰瘍食	胃に長時間停滞する脂肪の量を少なくし，胃液分泌を促す香辛料を避けて薄味にした食事
	腸炎食	消化・吸収されやすいように加熱調理し，繊維の少ない食品が選ばれる
	胆石食	脂肪を制限し，糖質とタンパク質を中心にした食事
	膵炎食	膵炎の急性期や再発期の絶食後に患者に供される食物で，糖質の流動食から始め，徐々にタンパク質を増やしていき，疼痛がなくなってから脂肪を加える
	肝臓病食	黄疸のあるときには，脂肪を制限するが，肝細胞の修復のために，タンパク質その他の栄養素によって十分なエネルギーを供給する
	腎臓病食・心臓病食	病期や症状に応じてタンパク質，塩分，水を制限した食物。ネフローゼ食は，低タンパク血症，浮腫，高血圧などの症状に応じて，タンパク質の補給，食塩の制限，脂肪の質・量を考慮した食事
	糖尿病食	糖質の摂取量および運動量に関する指示が医師から出されるため，運動量と摂取量のバランスを考慮した食事

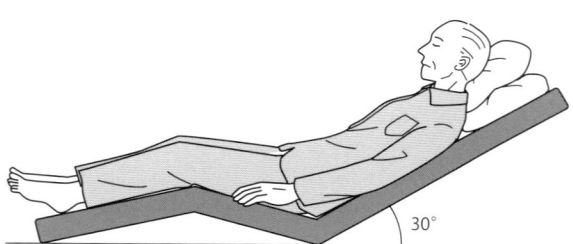

図 2-8 誤嚥しにくい体位

4 食事の世話の留意点

　食事動作，嚥下など食事摂取に関係する病者の能力を把握し，なるべく自力摂取できるよう工夫する。

①楽しく食事ができるような環境を整える（場所，テーブルや椅子の位置，音楽，花など）。

②食事は健康状態に合わせ，嗜好，固さ，温度，盛りつけ，食器類などを工夫して準備する。

③時間がかかっても，できるだけ自分で食べることができるようにする。麻

痺などがある場合は，補助具を用いるなどして食べやすくする。
④嚥下障害がある場合には，ベッドを30度程度上げ，頸部を前屈した体位（図2-8）にする。後ろに寄りかかる姿勢で食事をすると，むせやすく，気管に入り，誤嚥性肺炎になるリスクが高くなる。
⑤視力障害がある場合は，献立や食器の配置を具体的に説明する。

3 衣 服

寝衣は，①本人の好みに合う，②着脱しやすい，③吸水性がよい，④保湿性に優れている，⑤皮膚を刺激しない，⑥肌ざわりがよい，⑦デザインが単純でやわらかい色のもの，⑧洗濯に耐え変質しないもの，⑨経済的なもの，⑩着崩れしにくいもの，⑪行動を妨げないもの，⑫汚れが目立ち観察に影響を与えないなどの条件を満たすことが望ましい。

1 寝衣交換の目的

寝衣交換の目的の第1は，汚れを除去し，皮膚の生理機能を良好に保つことにある。寝衣は発汗や排泄物によって汚染されやすく，汚染された病衣は，不快感をもたらすとともに，体温調節機能が低下し，カビの発生や常在菌の病原性によって，皮膚疾患や合併症が発症する原因になる。

第2は，気分を爽快にするためである。健康時とは異なり，病衣は着用する時間が長くなりやすい。特に入浴制限や失禁のある場合は汚染されやすく，臭気を伴って不快である。そのまま長時間放置すると褥瘡が発生しやすい。闘病意欲を高め，寝たきり防止のためにも，常に清潔な寝衣を着用し，気分爽快にする必要がある。

失禁
尿，便を自分の意思によらず排泄してしまうことである。おもらし，粗相，垂れ流しともいう。単に失禁とだけ表現する場合はたいてい尿失禁をさし，成人に対して示すことが多い。

2 寝衣交換の留意点

①寝衣には着物式，ネグリジェ，パジャマなどがあるが，着物式は，全面介助が必要な場合や和服を着慣れた高齢者などには適している。寝衣は，交換しやすい形や材質のものを選ぶ。
②寝衣を自分で交換できない場合は，できない部分だけを看護者が援助する。
③糊づけは汚染を助長させる原因になり，通気性を悪くし，体熱の放散などが低下するため，糊づけされた寝衣は使用しない。
④汚れた寝衣はその都度交換する。肉眼的に汚れていなくても，2～3日で交換する。下着は毎日交換する。
⑤着脱時の安全と安楽を図るため，保温に留意するだけでなく，関節や大きな筋肉を支えるようにする（図2-9）。また障害部位がある場合は健側か

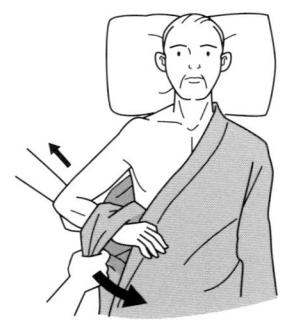
図 2-9 スムーズに袖を脱がせる方法

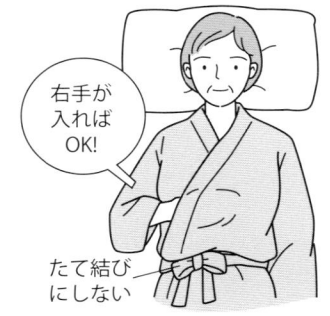
図 2-10 寝衣の正しい着付け方

　ら脱がせ，患側から着せる。
⑥寝衣のシワを十分に伸ばす。
⑦冬期には看護者の手を十分温め，刺激にならないように配慮する。
⑧襟の合わせは右前になるようにし，ひもは縦結びにしない（図 2-10）。左前の合わせは死者に対する着付け方で，図のように右手が懐にすっと入る合わせになっていることを確認する。

4 清　潔

　身体の清潔は，皮膚，粘膜，毛髪その他から汚れを取り除くことであり，汚れの原因は，代謝によって生じたもの，汗腺（アポクリン腺）から分泌されたもの，および外界から付着したものである。身体の清潔を保つことによって，生理作用を正常に保ち，種々の感染を予防し，心理的満足感とともに爽快感が得られる。自分で身体の清潔を保つことができない場合は，常に身体の清潔に気を配り援助することが重要である。

■1 口腔の清潔

　口腔は外界と直結し，呼吸器や消化管の外界からの入り口であり，さらに唾液腺や耳管に開口している（図 2-11）。口腔清潔は，全身の健康状態に影響を及ぼすため欠かすことができない行為である。

（1）口腔清潔の目的
①口腔内の微生物の繁殖を防ぐとともに感染を予防する。
②口腔内を清潔にし，う蝕（むし歯）の予防をする。
③歯肉を刺激して血液循環を良好にし，歯周病の予防や治療の一つとして行われる。
④口腔内を清潔にすることにより，口臭を予防する。

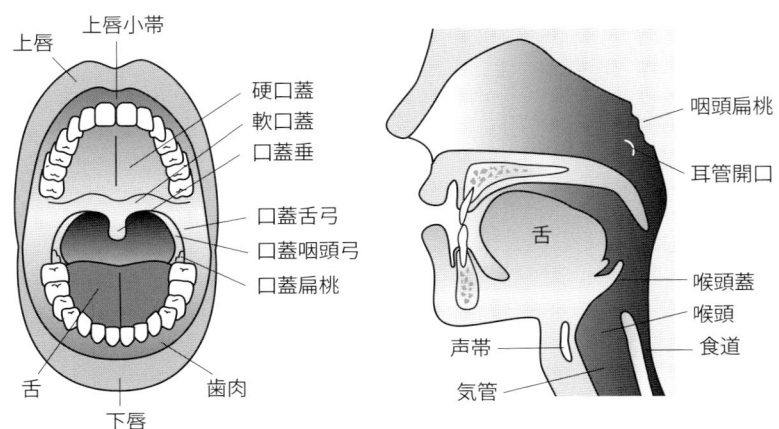

図2-11 口腔内とこれに連結する器官

⑤気分を爽快にし,食欲を増進させる。
(2) ベッド上歯磨きの留意点
①体位は坐位が適しているが,坐位がとれないときは半坐位とする。いずれも無理なときは,安楽な体位で実施する。
②ブラッシングは毎食後,および砂糖を含んだ間食を摂った直後に行うことが望ましい。
③歯ブラシを使えないときには,スポンジブラシ,吸引チューブ付き口腔ブラシ,綿棒などを用いる。

2 洗 髪

(1) 洗髪の目的
　頭髪は皮脂腺が多く,発汗などで汚れやすい。洗髪は頭髪の汚れを除去し,感染を予防する。また頭皮をマッサージすることによって,血液循環を良好にし,気分をさわやかにする効果がある。
　在宅の場合は,介護保険による入浴サービスでの洗髪などもある。さまざまなサービスなどを利用することは大切であるが,それだけでは十分ではない。家庭で洗髪を行うことは,病者に介護保険サービスとは違った心地よさを感じさせることができる。
(2) 仰臥位での洗髪を行う方法(全面介助病者対象)
①室温は24±2℃とし,すきま風が入らないように注意する。
②体位および頭部は可能な限り安楽にし,安全な位置にする。
③大きなビニール袋や新聞紙を用いた洗髪器や市販の簡易洗髪器などを用いる。
④毛髪はすり合わせるようにして毛先まで洗い,洗髪用ブラシでといて抜け

毛を取り除く。

⑤石けんシャンプーの場合は酸性リンスを用い，合成洗剤のシャンプーの場合は，油脂を除きすぎるのでクリームリンスを使用する。乾燥したり，傷んだりした毛髪には，オイルリンスを使用する。

⑥洗い終わったら，頭部をできるだけ動かさないようにして毛髪をタオルで拭いた後，ドライヤーで乾かす。

⑦毛髪をクシまたはブラシで毛先から順番にとき，髪型を整える。

3 清　拭

　清拭（bed bath）とは，入浴できない人に対して，拭いて清潔にすることをいう。清拭には，全身を一度に拭いて清潔にする全身清拭と，上半身，背部，手，足，臀部など，褥瘡予防などのために最も必要な部分だけを拭く部分清拭とがある。

（1）清拭の目的
①皮膚を清潔にする。
②皮膚を適度に摩擦することによって，末梢血管を刺激して血液循環を促進し，筋の興奮性を高める。
③爽快感をもたらす。
④闘病への意欲を高める。
⑤全身状態の観察を行う。
⑥コミュニケーションの機会であり，ラポールの成立を図るために役立てる。

（2）全身清拭の留意点
①室温は 24±2℃ とし，すきま風が入らないように注意する。
②羞恥心を感じないように配慮する。
③湯の温度は 52〜54℃ とする。
④関節部位を大きく支え，筋肉の走行を考えて，約 30cm を往復 1 秒間の速度で拭く。
⑤拭いていない部位は，気化熱による皮膚の冷却を防ぐために，バスタオルなどで覆い，不必要な露出を避け手早く行う。
⑥清拭後，図 2-12 のような方向で，大きく円を描くように適度な力を加えてなでるようにマッサージをすることによって，血液循環を促し，「気持ちがよい」という感覚を味わってもらうことができる。このときパウダーをつけると，その香りと皮膚の滑りがよくなるために効果的である。

（3）足浴・手浴の目的と留意点（図 2-13）
　足浴・手浴（foot and hand bath）とは，足部・手部を湯につけて洗うことをいう。食事の前の手洗いの目的だけでなく，血液循環の改善，保温，

> **気化熱（蒸発熱）**
> 液体の物質が気体に変わるときに，周囲から吸収する熱のこと。液体が蒸発するためには熱が必要になるが，身体が濡れていると，表面の水滴が体温をうばって蒸発しようとするから寒く感じる。

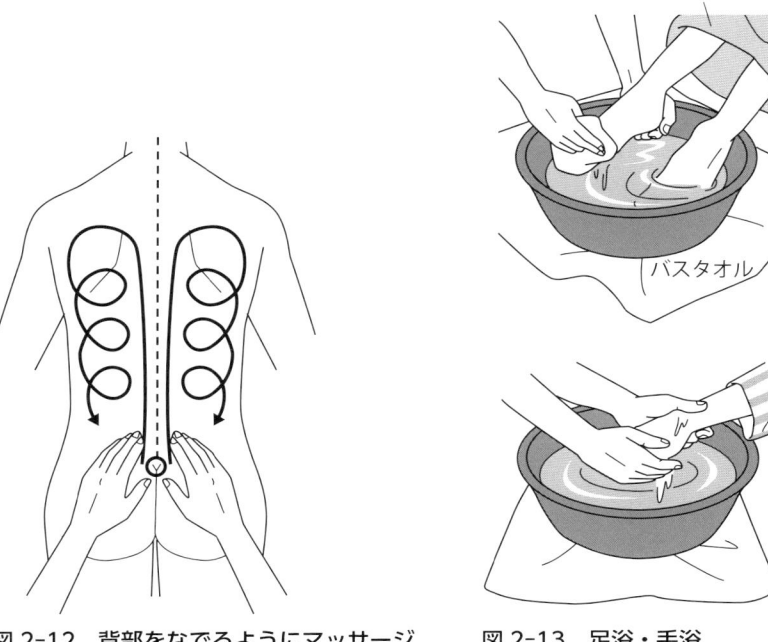

図 2-12　背部をなでるようにマッサージ　　図 2-13　足浴・手浴

手足の感染防止，褥瘡の予防に役立つ。また，足浴は安眠を得る方法としてもその効果が知られている。

①パジャマなどを膝上までまくり上げた後，両下肢の膝までバスタオルを巻き付ける。
②膝関節を曲げる。不安定な場合は膝の下にクッションを入れる。
③湯の温度は39〜42℃とし，6〜7割程度入れた洗面器で行う。
④足に湯をかけて湯加減を確認し，片方ずつ足を湯の中に入れる。
⑤湯温の好みを聞き，準備しておいた50℃程度の湯と水で湯温を調節する。
⑥しばらく足を湯に付けてから片方ずつ石けんで足を洗う。このとき指の間を丁寧に洗い足裏のつぼを中心にマッサージを行う。
⑦かけ湯をして石けん分を洗い落としたら，洗面器をはずしてバスタオルの上に足を置き，すぐに水分を拭き取る。爪が伸びていたら切る。

5 排　泄

排泄は，生命維持のために欠かすことのできない生理的，基本的欲求である。

1 排泄物の量と性状

尿・便の量と性状を表2-3に示した。何らかの原因によって排泄機能に

障害が起こると量や性状に異常が認められる。

(1) 排尿の異常

何らかの原因によって排尿機能に障害が起こると，尿閉，乏尿，無尿，多尿，頻尿，排尿困難，尿失禁のような異常が現れる（表2-4）。

表2-3　尿・便の量と性状

種別	1日平均量	1日平均回数	1回平均量	色	成分
尿	男 1,500～2,000 mL 女 1,000～1,500 mL	5～6回	150～300 mL	淡黄色から黄褐色	固形成分 50～70 g（1日分）
便	100～250 g	1～2回	100～250 g	黄褐色から黒褐色	水分 60～75% 固形成分 25～40%

表2-4　尿の異常

尿閉	膀胱に尿が溜まっても排尿できないか排出が不完全な状態
乏尿	1日の尿量が400 mL以下の場合
無尿	1日の尿量が100 mL以下で，尿がほとんど腎臓から膀胱に排泄できない状態
多尿	水分の過剰摂取などの原因がないのに，1日の尿量が2,000～3,000 mL以上の状態
頻尿	1日の排尿回数が10回以上の場合。排尿回数の増加が夜間に著しい場合を夜間頻尿という
排尿困難	膀胱に溜まっている尿が出にくい状態
尿失禁	排尿を自分でコントロールできない状態

(2) 排便の異常

排便の異常には，排出の異常と外観・性状の異常がある。

排出の異常には，便秘と下痢，便失禁がある。便秘の場合は，随伴症状（腹部膨満，頭痛，全身の不快感）がある場合も多い。

下痢の場合，腹痛や裏急後重を伴う。そのほか，便を不随意に排出する便失禁がある。

便の外観や性状では，量，固さ，太さ，におい，色，混入物（粘液，膿，血液，寄生虫など）を毎回観察する。消化管出血が多量にあれば，黒く粘ったタール様便となることもある。

2 排泄の援助方法

排泄の援助は，病者の自立度や治療に必要な安静度によって，表2-5を参考にしてその方法を選択するとよい。

便秘
便の大腸内での通過時間が長く，水分が吸収されて固くなり，排便困難を伴う状態である。2～3日に1回の排便でも，普通の固さで排便困難がない場合は便秘とはいわない。

随伴症状
何らかの病気や状態に頻繁に伴う症状のこと。

下痢
便が大腸を速く通過するために水分が吸収されず，液状またはそれに近い状態で便を繰り返し排出する状態である。

裏急後重
渋り腹のこと。しきりに便意をもよおすのに排便がごく少量で，すぐまた行きたくなる状態。

表 2-5 自立度と排泄援助の方法

	援助方法	器具・設備など
自立	排泄環境を整える	手すり，ベル，室温調節など
障害はあるがトイレまでの歩行はできる	転倒などの危険防止 歩行が不安定な場合は介助	和式便器＋便座，洋式便器 手すり，ベル，段差の解消，室温調節など
トイレまでの歩行が禁止されている	ポータブル便器の設置 必要に応じて介助	ポータブルトイレ カーテン，スクリーン，換気など
尿意はあるがベッド上での排泄が必要	差し込み便器や尿器を用いて患者自身ができることは行う 患者が自分でできないところを看護者が介助する	差し込み便器（様式・和式など），便器付きベッド，尿器 カーテン，スクリーン，換気など
失禁状態（尿意がない）	おむつを使用	紙おむつ，布おむつ

（1）おむつ交換の留意点

①病者の人格を尊重し，病者のプライドを傷つけるような言動は避ける。
②病者に羞恥心があることを常に意識して，スクリーンなどを用いる。
③病者に説明し，協力を求める。
④病者の個別性に合わせた方法を工夫し，手早く順序よく行う。
⑤おむつが汚れていたら，素早く交換する。
⑥おむつ交換時には，清拭や陰部洗浄を行い清潔にする。
⑦おむつ交換は1日の実施回数が多く，夜間も行わなければならないため看護者の負担が大きい。複数の人が協力して行うことによって一人の負担を軽くするとともに，ボディメカニクスの原理を応用し，腰痛を予防する。
⑧おむつ交換後は十分に換気を行い，臭気が残らないようにする。

成人用紙おむつの種類
紙おむつには，①パンツ型，②テープとめ型，③尿取りパッド，③普通パンツ使用のパッドなどさまざまなタイプのものがある。患者の尿量，体型，自立度，好みに合わせて選ぶことができる。

⑥ 睡眠と休養

　生活習慣のなかでも睡眠と休養は，神経系，免疫系，内分泌系などの機能と深く関わっている。休養には，良質な睡眠が最も重要な要素である。睡眠と休養を十分とることによって精神の安定を図り，闘病意欲を高める効果がある。

　睡眠時間は，性，年齢，職業，その他の生活環境などによる個人差が大きい。日本人の1日平均睡眠時間は，男女ともに「6時間以上7時間未満」が最も多く，約4割を占めている[3]。睡眠不足や睡眠障害などの問題は，疲労感をもたらし，情緒を不安定にし，適切な判断力を鈍らせるなど，生活の質に大きく影響する。近年では，特に無呼吸を伴う睡眠の問題は高血圧，心臓病，脳卒中の悪化要因として注目されている。

　また，事故の背景に睡眠の問題があることが多いことなどから，社会問題

としても顕在化してきている。これらのことを踏まえ，2003（平成15）年3月に出された「健康づくりのための睡眠指針検討会報告書」では，以下に示す健康づくりのための睡眠指針～快適な睡眠のための7か条（表2-6）をあげている。

表 2-6 健康づくりのための睡眠指針

第1条	快適な睡眠でいきいき健康生活	・快適な睡眠で，疲労回復，ストレス解消，事故防止 ・睡眠に問題があると，高血圧，心臓病，脳卒中など生活習慣病のリスクが上昇 ・快適な睡眠をもたらす生活習慣 　～定期的な運動習慣は熟睡をもたらす 　～朝食は心と身体のめざめに重要，夜食はごく軽く
第2条	睡眠は人それぞれ，日中「元気はつらつ」が快適な睡眠のバロメーター	・自分に合った睡眠時間があり，8時間にこだわらない ・寝床で長く過ごしすぎると熟睡感が減る ・年齢を重ねると睡眠時間は短くなるのが普通
第3条	快適な睡眠は，自ら創り出す	・夕食後のカフェイン摂取は寝つきを悪くする ・「睡眠薬代わりの寝酒」は，睡眠の質を悪くする ・不快な音や光を防ぐ環境づくり，自分にあった寝具の工夫
第4条	眠る前に自分なりのリラックス法，眠ろうとする意気込みが頭をさえさせる	・軽い読書，音楽，香り，ストレッチなどでリラックス ・自然に眠くなってから寝床に就く，眠ろうと意気込むとかえって逆効果 ・ぬるめの入浴で寝つきよく
第5条	目が覚めたら日光をとり入れて，体内時計をスイッチオン	・同じ時刻に毎日起床 ・早起きが早寝に通じる ・休日に遅くまで寝床で過ごすと，翌日の朝がつらくなる
第6条	午後の眠気をやりすごす	・短い昼寝でリフレッシュ，昼寝をするなら午後3時前の20～30分 ・夕方以降の昼寝は夜の睡眠に悪影響 ・長い昼寝はかえってぼんやりのもと
第7条	睡眠障害は，専門家に相談	・睡眠障害は，「身体や心の病気」のサインのことがある ・寝付けない，熟睡感がない，十分眠っても日中の眠気が強いときは要注意 ・睡眠中の激しいいびき，足のむずむず感，歯ぎしりも要注意

（赤柴恒人，内山　真，小野光子ほか：健康づくりのための睡眠指針検討会報告書．厚生労働省健康局，平成15年3月　http://www.mhlw.go.jp/shingi/2003/03/s0331-3.html）

7 罨　法

　罨法（あんぽう）とは，身体の一部に温熱や寒冷の刺激を加え，血管，筋肉，神経に刺激を加えることによって，病変の治癒過程を促進させる。併せて疼痛の緩和を促し，安楽を図る目的で用いられている。罨法は，治療を目的とする場合には，医師の指示のもとで行うが，安楽を目的とする場合には，看護者の判断で行うことができる。

```
┌─ 適 応 ─┐                    ┌─ 種 類 ─┐
```

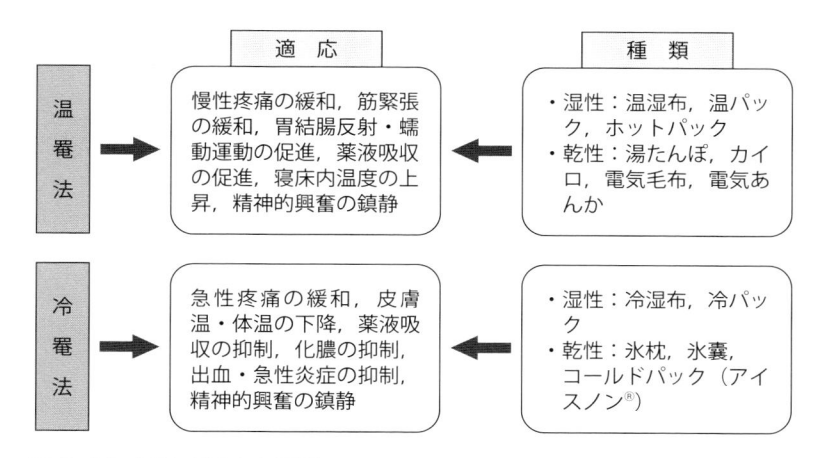

温罨法	→	慢性疼痛の緩和，筋緊張の緩和，胃結腸反射・蠕動運動の促進，薬液吸収の促進，寝床内温度の上昇，精神的興奮の鎮静	←	・湿性：温湿布，温パック，ホットパック ・乾性：湯たんぽ，カイロ，電気毛布，電気あんか
冷罨法	→	急性疼痛の緩和，皮膚温・体温の下降，薬液吸収の抑制，化膿の抑制，出血・急性炎症の抑制，精神的興奮の鎮静	←	・湿性：冷湿布，冷パック ・乾性：氷枕，氷嚢，コールドパック（アイスノン®）

図 2-14 罨法の適応と種類
(玉木ミヨコ編，蒲生澄美子，高原素子ほか："なぜ？どうして？"がわかる基礎看護技術．照林社，p.61，2005)

1 罨法の種類と目的

　罨法を実施する際には，患者の全身状態を観察し，罨法の必要性とその種類を判断する（図2-14）。快適と感じる温度感覚は年齢，性別，生活習慣，疾病の状態などによる個人差が大きいため，罨法実施後に確認する必要がある。

　意識障害のある人への罨法実施時は，カイロなどの長時間使用に伴う低温熱傷（やけど）やコールドパック（アイスノン®）による凍傷の危険性も考えられるため，細心の注意が必要である。罨法は，施行する環境によってもその効果が変化するため，室内の温度・湿度調節も大切である。

2 罨法の留意点

①足底部を保温する場合は，熱傷予防のため足元から約10 cm離して使用する。

②湯たんぽを足底部などに直接接触させて使用する場合は，湯の温度は60 ℃以下とし厚地のカバーをかける。

③カイロなどの貼用中は，皮膚の状態を観察し，直接接触させる時間は30分以内とする。

④電気毛布は，保温または寝床内温度や身体の深部温の上昇目的で使用される。しかし同じ温度刺激で長時間使用すると，発熱を誘発し不感蒸泄量の増加に伴う脱水を起こす危険性が高まる。至適温度に調節し，使用中は定期的に飲水を行う。

⑤氷枕を使用する際には，氷を1/2～1/3入れ，コップ1杯くらいの水を入れ，空気を抜いて止め金をする。逆さにして水漏れがないことを確かめる。表面の結露の発生による湿潤を避けるためにビニール袋で覆い布カバーを

不感蒸泄量
気道や皮膚から意識されずに蒸散する水分量。発汗は含まれない。平熱で室温が28 ℃のとき，不感蒸泄量は約15 mL/kg/日。体温が1 ℃上がるごとに15%増える。

使用する。
⑥冷蔵庫で冷却したコールドパック（アイスノン®）には，さまざまなCMC製品（カルボキシメチルセルロース製品）がある。これらは繰り返し使用することができ，簡便性があり長時間（約8時間）冷却効果があるが，皮膚に直接長時間当たることで，凍傷や外傷を生じるリスクが高くなる。必ずタオルなどで覆って，皮膚の状態を観察する。

8 消　毒

　集団生活の場では，特に伝染病や食中毒の発生を予防する必要がある。設備・器材などの清潔，患者・家族，職員の身体，衣服などの清潔，食品の衛生などが保たれていなければならない。そのために滅菌や消毒を行う。一般的に行われている滅菌・消毒方法には，物理的消毒方法（表2-7）と消毒薬（化学物質）による方法とがある。表2-8には，現在よく使われている消毒薬の適用対象微生物を示した。

滅菌
すべての微生物を死滅あるいは除去することをいう。

消毒
人体に害をもたらす病原微生物を死滅させるかその感染力をなくすことをいう。

1 物理的滅菌・消毒の方法

　煮沸消毒法は，100℃に加熱した水で10〜15分煮沸する方法で，代表的なものにシンメルブッシュ（Curt Schimmelbusch）滅菌器がある。家庭では鍋を用いてもよい。微生物は有機物から構成されるため，特に水分存在下で加熱（湿熱）すると死滅しやすい。ただし，一部の細菌がつくる芽胞はきわめて耐熱性が高く100℃で煮沸しても死なないため，滅菌する際にはオートクレーブ法や乾熱滅菌法を用いる。日光消毒法は，太陽光線のもつ熱線・紫外線を利用する方法で，衣類，寝具，本，カーペット，布団，ベッドなどの消毒に用いられる。

2 消毒薬による方法

　消毒薬とは，化学的機序により微生物やウイルスを死滅させ，感染力を失わせることを目的として使用される薬物のことをいう。われわれが，暮らしのなかで用いる主な消毒薬は，手指や皮膚の洗浄消毒に用いられる消毒用エタノール，手指の消毒，家具，おもちゃなどの消毒などに用いられている逆性石けんやヒビテン，器具の消毒，プールの消毒，汚物の消毒等に幅広く用いられている次亜鉛素酸ナトリウムなどがある。これらの消毒薬を使用する際には，説明書をよく読み，規定の濃度を守り，副作用（たとえば消毒用エタノールに反応し，皮膚の腫れや発赤を生じる人がいる）に注意し，安全性の確保をしたうえで用いなければならない。

消毒用エタノール
医療分野等で消毒に用いられる外用のアルコール製剤。15℃でエタノールを76.9〜81.4v/v%含む。手指や皮膚の洗浄消毒に用いる。

表2-7 物理的滅菌・消毒の方法

方法		説明
煮沸消毒法	消毒	鍋やシンメルブッシュを用い，沸騰した水中で10～15分消毒する
高圧蒸気滅菌法	滅菌	オートクレーブ法
火炎法（焼却法）	滅菌	焼却炉などで燃やす方法，綿花に工業用アルコールを浸して燃やす方法
乾熱滅菌法	滅菌	オーブンを用い，135～140℃で3～5時間，160～170℃で2～4時間，180～200℃で0.5～1時間加熱し内部温度を上げた後に自然冷却することで滅菌する
低温消毒法	消毒	ビタミンCなど，100℃にすると有効成分が変質したりする物に適用する。60～70℃の低温で何回か繰り返して消毒をする方法。牛乳の消毒にも用いる
日光消毒法	消毒	日光の紫外線により消毒する方法。必要照射時間は4～6時間

表2-8 消毒薬（化学物質）の適用対象微生物

消毒剤	対象微生物							ウイルス			
	一般細菌	MRSA	緑膿菌など	梅毒	結核菌	真菌	芽胞	脂質＋中間型	脂質一小型	エイズ	B型肝炎
消毒用エタノール	○	○	○	○	○	○	×	○	△	○	×
逆性石けん	○	△	○	×	×	△	×	△	×	△	×
次亜鉛素酸ナトリウム	○	○	○	○	△	○	△	○	○	○	○

○…有効　△…十分な効果が得られないことがある　×…無効

逆性石けん（塩化ベンザルコニウム）
通常の石けん（普通石けん）が水に溶けると脂肪酸陰イオンになるのに対して，逆性石けんは水中で陽イオンになる。このため陽性石けん，陽イオン性界面活性剤とも呼ばれる。手指の消毒，家具，おもちゃなどの消毒に用いる。

ヒビテン®（クロルヘキシジングルコン酸塩）
比較的細菌類の不活性時間が長く，主に手術野の皮膚の消毒や手術前の手指消毒に使用されることが多い。手指の消毒，器具の消毒など幅広く用いられている。

次亜鉛素酸ナトリウム
現在では幅広く用いられているが，使用上の注意を守らないと危険な消毒薬である。上水道，プール，下水道など水の殺菌処理をはじめ，医療環境の衛生や食品工場の微生物制御などに用いられている。

⑨ 服　薬

　治療や検査の目的で薬物を与えることを与薬という。与薬には，口から薬を服用する経口投与法（散剤，錠剤，カプセル剤，水剤など），口腔内与薬法（舌下錠，トローチ剤など），吸入法（薬液噴霧），注射法（静脈内注射，筋肉注射，皮下注射，皮内注射など），直腸，腟，尿道適用の与薬法（坐薬，ゼリー状の薬液），皮膚適用の与薬法（塗布，塗擦，パップなど），その他，点鼻薬，点眼薬，点耳薬などの与薬がある。

1 服薬コンプライアンスと指導

　効果的な薬剤であっても，服用法や与薬量を守らないと治療効果が上がらなかったり副作用が生じたりする。医薬品の服用法が医師の指示どおり守られていることを「コンプライアンスが良好である」といい，守られていないことを「ノンコンプライアンス」という。服薬コンプライアンスを維持するためには，医療従事者による服薬指導や説明が必要である。コンプライアン

ス不良の原因としては，正しい服用方法を理解していなかったり，飲み忘れ，副作用を経験していたり，副作用が出るのではないかという不安，薬の効果が実感できない，嚥下障害などのために服薬できないなどの理由が考えられる。

2 服薬指導のポイント

医師は治療効果が上がり，できるだけ安全な服用方法を指示するため，病者は指示された用法用量を必ず守ることが必要になる。

内服薬には，食前，食後，食間，就寝前などがあるが，食後の指示を受けたのに食間に服用すると胃を痛めたり，吸収が悪くなったりする場合がある。いずれにしても，自己判断で服用してはならない。また，薬効・副作用の発現を理解しておく必要がある。多剤や飲食物，あるいはタバコやアルコールとの相互作用について知っておくことも大切である。さらに多剤併用により，重篤な副作用が現れることがあるので，服用後は注意して病者を観察する必要がある。

薬の副作用には，風邪薬を飲んで眠くなるというような軽いものから，生死に関わるものまでさまざまある。また，個人差もあり，飲んだときの体調なども影響する。副作用の現れ方も，服薬後すぐ現れるものと，数か月後に現れるものさえある。漢方薬にも副作用はある。

副作用が現れたとしても，早い段階で対応できるように，副作用の前兆として現れる症状をあらかじめ把握しておき，気になる症状が現れた場合には医師や薬剤師に伝えることが重要である。薬の使用によって引き起こされる副作用が日常生活に影響を与えることもあるので，ADL（日常生活動作）や生活機能に変化があったときには，薬の影響などを確認し適切に対応することが重要である。

3 服薬時の留意点

①薬の服用時間を守る。
②コップ1杯の水か白湯で飲む。水なしで薬をそのまま飲むと，薬が食道に引っかかったまま溶け出し，食道の炎症を起こして潰瘍になる危険がある。また薬によっては，水なしで飲むと溶けずにそのまま排泄されることがある。また水以外の飲み物で飲むと，薬によっては成分が変化し，薬効が弱くなるものもある（表2-9）。

ADL（日常生活動作）
（activities of daily living）
人が日常生活を送るための各人共通に繰り返すさまざまな基本的動作群。移動，身辺処理（更衣，整容，入浴，食事）に関する活動。

薬の服用時間
・食前：食事前の30分以内。
・食後：食後30分以内。
・食間：食事と食事の間。前の食事からおよそ2～3時間後。
・寝る前：寝るおよそ30分～1時間前。
・頓服：症状が出たときに服用。

無酸素症
（anoxia）
臓器，組織，細胞が正常な機能を営むのに必要な酸素の供給や消費が障害された状態で，低酸素症ともいう。組織代謝に必要な酸素の供給が停止した状態。

表 2-9 薬に影響を与える飲み物

種類	影響
牛乳	薬によっては吸収が低下し,効果発現に時間がかかることがある
ジュース	吸収・代謝が変化し,効き目を変えてしまうことがある
コーヒー	薬の中にはカフェインを含んでいるものがあり,コーヒーと一緒に飲むと,カフェインの摂りすぎで,頭痛や不眠になることがある
アルコール	薬の効き目が強く出すぎて,副作用が現れる危険性がある

4 嚥下障害のある病者への服薬支援

嚥下障害のある人では,錠剤をそのまま飲もうとすると,誤嚥による窒息,無酸素症,気道損傷などが起こる危険性がある。そこで,倉田ら[4,5]は以下のような対策を提案している。

(1) 対策1…薬剤の選択
- 小さい錠剤。
- 投与回数の少ない薬。
- 貼付剤(パップ剤),坐薬,吸入剤,口腔内崩壊錠,湿製錠。

(2) 対策2…薬を内服しやすいように工夫する
- ゼリーやプリンに包む。
- 粥などと一緒に食事中に飲む(食事で吸収が悪くなる薬は除外)。
- オブラートに包む(苦味健胃薬は除外)。

(3) 対策3…顎を引いた状態で服薬する工夫をする
- ベッドを30度程度上げ,頸部を前屈した体位にする。
- 頸を前屈させて飲ませる。
- 鼻の部分をカットしたコップを使用する(図2-15)。

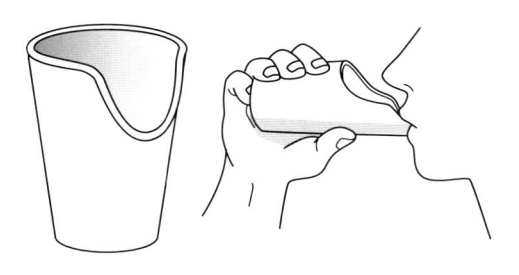

図 2-15 鼻の部分をカットしたコップ

貼付剤(パップ剤)
布やプラスチックフィルムに有効成分と基剤の混合物を薄く延ばし,皮膚表面の患部または皮膚を通して局所患部へ有効成分を到達させる,皮膚に粘着させて用いる製剤。絆創膏やステロイドのテープ剤,関節痛に用いる非ステロイド系抗炎症薬の製剤などがある。

坐薬(座薬)
有効成分をロウのような体温で融解する基剤の中に分散させ,肛門または腟に適用する固形の外用剤で,体温により溶けるか,軟化するか,または分泌液で徐々に溶けるものがある。

吸入剤
吸入によって取り入れる薬剤。近年噴霧に用いられるフロンガスの使用が禁止となり,ガスを使用しない粉末吸入剤が多く使われるようになった。現在,喘息治療用の副腎皮質ステロイド薬などに用いられている。

口腔内崩壊錠
錠剤が口腔内で唾液または少量の水で崩壊することにより飲み込みやすくした製剤。嚥下困難な高齢者や小児患者には服用しにくく,水分摂取が制限されている場合には不適切な場合もある。

湿製錠
薬品を含む湿潤した練合物を一定の型にはめ込んで成型した後,乾燥して製剤するもので,口腔内で速やかに崩壊する錠剤などの限られた用途に利用されている。湿製錠は,普通の錠剤と同様に水とともに服用する。

引用文献

1) 阿曽洋子,井上智子,氏家幸子:基礎看護技術,第7版.医学書院,p.236,2011.
2) 角張敬子,吉田真弓,山田美智子ほか:虚弱高齢入院患者と特別養護老人ホーム入所者における主観的食事満足度の比較検討.藤女子大学QOL研究所紀要,16(1):55-63,2011.
3) 平成19年厚生労働省国民健康・栄養調査報告書:国民健康・栄養の現状.第一出版,p.58-61,2010.
4) 倉田なおみ,金井秀樹,馬場寛子:服薬支援とアドヒアランスQ&A－障害を

もつ患者の薬物療法向上のために−．じほう，p.89-93，2011．
5) 藤島一郎監修，倉田なおみ：内服薬，経管投与ハンドブック，第2版．じほう，p.74-80，2006．

参考文献
・阿曽洋子，井上智子，氏家幸子：基礎看護技術，第7版．医学書院，2011．
・有田清子，今井宏美，榎本麻里ほか：基礎看護学2，基礎看護技術Ⅰ，第15版．医学書院，2011．
・伊藤明子，星　和美，山崎裕美子ほか：基礎看護2，基礎看護技術，第14版．医学書院，2012．
・岡本恵里，玉木ミヨ子，蒲生澄美子ほか：基礎看護技術．医歯薬出版，2011．
・菊池信子，新井充春，村橋　功ほか：福祉実践をサポートする介護概論．保育出版社，2011．
・玉木ミヨコ，蒲生澄美子，高原素子ほか："なぜ？どうして？"がわかる基礎看護技術．照林社，2005．
・松波昭夫，山崎雅代，木村桂子ほか：家庭看護．建帛社，1994．
・藤島一郎：ナースのための摂食・嚥下障害ガイドブック．中央法規出版，2005．

第 3 章　家族が不調を訴えたときの看護

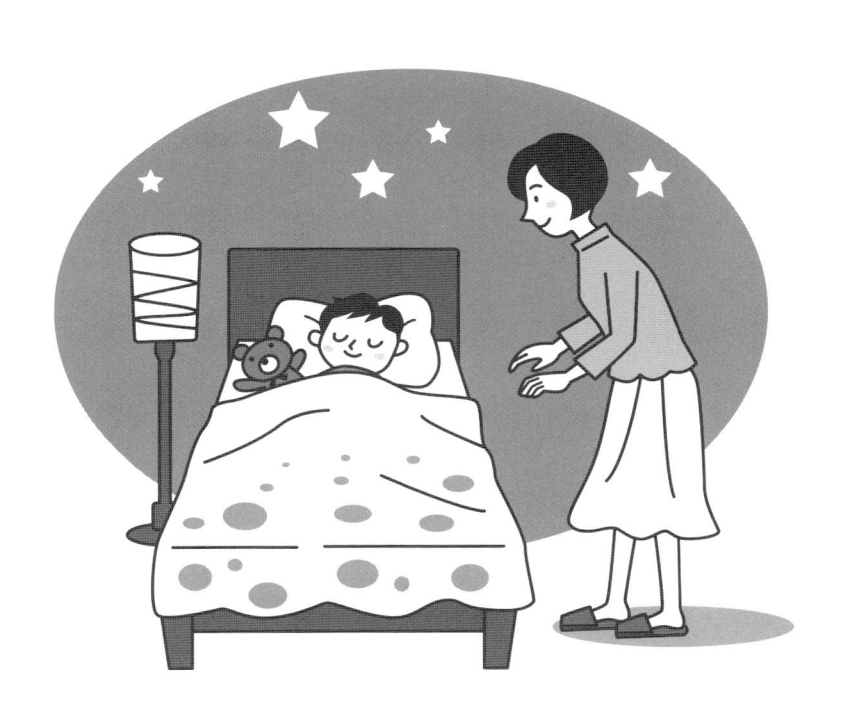

1 体調の不良を訴えたとき

1 発熱や鼻閉のある人への看護

発 熱

発熱とは,体温が正常の範囲を超えて上昇したものである。発熱は,感染によるものが最も多く,特に感冒が圧倒的に多い。

一般的に,正常体温の目安は成人で 37 ℃以下,小児では 37.5 ℃以下である。しかし,体温は 1 日のうちでも変化があること,最近は低体温の子どもたちも多いなど,時間や個人によって差がある。そのため,平熱を知ったうえで判断することが必要である。また,測定した体温は疾患の経過を知るために記録しておくとよい。

熱の程度により,微熱（37.0〜37.9 ℃），中等度熱（38.0〜38.9 ℃），高熱（39 ℃以上）に分類される。

■1 発熱の原因疾患

①感染症
- ・呼吸器：上気道炎,気管支炎,肺炎,インフルエンザなど。
- ・消化器：虫垂炎,腹膜炎,腸炎など。
- ・中枢神経：脳炎,髄膜炎など。

②悪性腫瘍：悪性リンパ腫,白血病,がんなど。

③膠原病：関節リウマチ,全身性エリテマトーデス（SLE）など。

④その他：薬物アレルギー,甲状腺機能亢進症,脱水症,肝硬変など。

■2 発熱時の看護

発熱はその原因を明らかにして治療をすることが大切で,発熱があるすなわち解熱剤の服用,とは考えないほうがよい。

①発熱以外の症状の観察は診断の参考になる。たとえば,倦怠感,悪寒戦

体温調節中枢
脳の体温調節中枢は,視床下部にある。発熱とは,体温の設定温度の調節異常により生じる体温の異常上昇をさす。

体温の日内変動
1 日の体温は,午前 4〜6 時頃が最も低く,午後 2〜3 時頃が最も高い。その差は 1 ℃を超えない。

高齢者の体温
高齢者の体温は代謝の関係で低く,35 ℃台という人も多い。36.5 ℃くらいでも,微熱と考えたほうがよい場合があるため,普段の平熱と常に比較して,発熱の有無を確認する。

慄，発疹，リンパ節腫脹，筋肉痛，頭痛，関節痛，咳や痰など。
②体温上昇時に悪寒がするときは，保温に努める。寒気がなくなったら，逆に体温が放散しやすいように薄着にするとよい。
③解熱時には発汗することが多いので，着替えや水分補給に努める。
④頭を氷枕，氷のうなどで冷やし，気分を落ち着かせる。
⑤脱水を起こさないように，お茶，湯冷ましなどの水分補給が必要である。
⑥発熱時にはエネルギー消費が増すので，栄養価の高い食事が望ましい。しかし，食欲不振や消化機能が衰えているときが多いので，消化のよい，水分を多く含むものを与える。
⑦定期的に部屋を換気し，室内の空気を清浄に保つ。

> **悪寒戦慄**
> 発熱初期に起こる悪寒に加えて，身体が身震いもしくは震えが起こること。

鼻　閉

　鼻閉とは鼻づまりのことである。鼻閉が起きると口呼吸になるため気道が乾燥し，炎症が起こりやすくなる。また，くしゃみや鼻水，鼻出血，嗅覚・味覚の異常，飲み込みにくさ，不眠などを伴うことが多い。

1 鼻閉の原因

　鼻の中にある血管の充血，腫脹，異物挿入，腫瘍，花粉などによって起こることが多い。鼻の骨の構造に原因のある鼻中隔弯曲症，炎症で鼻粘膜が腫脹するアレルギー性鼻炎，鼻腔内の腫瘍やポリープによる器質的な鼻閉がある。さらに，構造や器質的に問題はないが鼻づまりや呼吸困難を自覚する心因的鼻閉などもある。

2 鼻閉時の看護

　原因疾患の治療が必要であるが，次のようなケアで楽になることがある。
①室内の環境を整える。換気や加湿器を使用して部屋の乾燥を防ぐ。
②鼻の下に蒸しタオルなどを当てる。
③鼻の下が荒れているときは，クリームなどを塗る。

2 咳と痰のある人への看護

1 咳，痰とは

　咳は，生体防御反射の一つである。これにより，気道（咽頭，気管，気管支，肺）の炎症により増加した分泌物や気道の異物を除去する。そのほかに，タバコや刺激性の強いガスを吸ったとき，冷気を吸ったとき，また，胸膜，

横隔膜，外耳道，心疾患など気道外の刺激によっても起こる。

　痰のことを喀痰ともいう。痰は，肺や気管，気管支といった呼吸器からの分泌物で，細菌，上皮細胞，炎症産物も混じって咽頭から塊となって排出されたものである。

（1）咳の種類

①湿性咳嗽：痰のからむ咳。

②乾性咳嗽：痰のからまない，コンコンとした乾いた感じのカラ咳。

③そのほかに，特殊な咳として犬吠様咳嗽がある。

（2）喀痰の種類および原因疾患

①膿性痰（黄色で緑がかった痰）：炎症（気管支炎，細菌性肺炎など）。

②悪臭のある膿のような痰：肺化膿症，気管支拡張症。

③漿液性痰（さらっとした痰）：左心不全による肺水腫。

④粘液性痰（粘稠で白っぽい痰）：炎症（マイコプラズマ，ウイルス感染）。

⑤血痰（痰に血が混ざったもの）：気道からの出血（気管支炎，肺がん，気管支拡張症など）。

2 咳と痰の原因

（1）気道，肺に由来するもの

①感染症：肺炎，気管支炎，咽頭炎，上気道炎など。

②アレルギー疾患：花粉症（鼻炎）や気管支喘息など。

③慢性閉塞性肺疾患（COPD）：タバコによる肺気腫・慢性気管支炎などが組み合わさったもの。

④間質性肺炎。

（2）その他の原因によるもの

①胃酸による刺激：胃食道逆流症。

②心臓疾患：心不全。

③心因性。

3 咳と痰のあるときの看護

（1）咳が出るときの看護

①室内の空気を清浄に保ち，温度，湿度を適切にする。禁煙にする。

②咳が続くときは，座らせて背中をさする。

③乳幼児や高齢者は咳により嘔吐しやすいので，吐き出しやすい体位をとる。

④安易に咳止め薬を使用しない。よく医師と相談したほうがよい。

（2）痰が出るときの看護

①痰が粘稠にならないように水分の摂取を心がける。

犬吠様咳嗽
子どもに多くみられる犬やオットセイの鳴き声のような咳のこと。喉頭炎の症状としてみられることが多く，呼吸困難を伴うこともある。

間質性肺炎
肺胞の壁（間質）に何らかの原因で炎症が起こり，壁がだんだん分厚くなり，ガス交換の機能が低下する疾患。息苦しさや呼吸困難を引き起こし，さらに乾いた咳がみられ，進行すると呼吸不全に陥る。

胃酸による刺激
逆流性食道炎と呼ばれていたが，近年ではGERD（胃食道逆流症）と表現することもある。食直後に横になると胸やけや咳が出現する場合はこの病気が疑われる。中高年で肥満体型の場合は要注意。

心臓疾患
就寝後数時間してから咳が出現する場合には心臓疾患（心不全）が潜んでいることがある。横になることで重力によって血液の流れに変化が生じて肺の血管に負担がかかるため，数時間してから初めて咳が出ると考えられている。

精神的な影響（心因性）
心理的な影響で咳だけが続く場合もある。この場合，咳払いのように痰は絡まないことが多い。

②痰が多いときには十分に痰を排出させることが重要である。痰をうまく出すためには，吸入を行った後，温かい飲み物など水分を多く摂取する。
③痰はティッシュペーパーで取り，他人が触れないように袋に入れて焼却処分にする。また痰に血液が混じるなどの異常な痰は捨てず，医師にみせる。

③ 呼吸困難のある人への看護

呼吸困難とは呼吸機能に異常をきたすことにより，呼吸しづらい，努力しないと呼吸できない，息苦しい，息がはずんで苦しい，息が切れるなどの状態をいう。

乳幼児は言葉で訴えることができない場合が多いので，家族が気づくことが大切である。鼻翼呼吸，陥没呼吸，チアノーゼなどがあったら注意する。

1 呼吸困難の原因

①気道疾患：腫瘍・浮腫などによる狭窄，異物誤嚥，鼻閉，アデノイドなど。
②肺疾患
　・ガス交換障害：肺炎，肺気腫，肺水腫など。
　・気道閉塞：気管支喘息，気管支炎など。
　・肺拡張障害：胸水貯留，自然気胸など。
　・肺循環障害：肺塞栓症，肺水腫など。
③心疾患による呼吸困難：心不全，先天性心疾患など。
④血液疾患による呼吸困難：貧血など。
⑤代謝性呼吸困難：甲状腺機能亢進症，糖尿病性アシドーシス，電解質異常，尿毒症など。
⑥中枢神経性呼吸困難：脳炎，脳外傷，ポリオ，脳腫瘍，脳血管疾患など。
⑦心因性呼吸困難：ヒステリー，過換気症候群，不安神経症など。

2 呼吸困難時の看護

①安静にし，病人が最も呼吸が楽にできる姿勢をとらせる。横になるよりも起きているほうが楽な場合がある（図3-1）。
②室内の空気を清浄にし温度や湿度を適切に保つ。
③原因のほとんどは呼吸器疾患や心疾患が関係しているため，早めに医師の診察を受けて適切な治療を受ける。

鼻翼呼吸
呼吸困難時にみられる呼吸で，少しでも空気を多く取り入れようと，鼻の穴を大きく開く。

陥没呼吸
吸気時に，鎖骨の上の部分や肋間がへこむ呼吸。新生児や低出生体重児の呼吸障害でよくみられる。

アデノイド
鼻と咽頭の間にあるリンパ組織で，咽頭扁桃ともいう。小児では腫れることが多く，腫れると鼻からの吸気の流れが遮断され，鼻呼吸ができなくなり，口で息をするようになる。

気管支喘息
アレルギーなどによって気管支が炎症を起こして狭くなり，息が苦しくなる発作を繰り返す。喘息の発作時には，喉が詰まる感じが現れ，次いで咳，痰，ゼイゼイ，ヒューヒューという呼吸音（喘鳴），呼吸困難が続く。

心不全
心筋梗塞や不整脈などのさまざまな心疾患が原因で，心臓の機能が低下し，身体に十分な血液を送り出すことができなくなった状態。

過換気症候群（過呼吸症候群）
過剰な精神的ストレスが引き金となって，突然浅く速い呼吸を繰り返す。動悸や酸欠状態のような息苦しさがある。

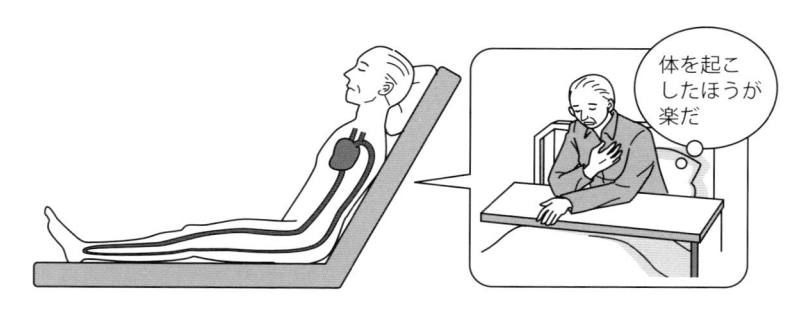

図 3-1　呼吸困難時の安楽な体位（起坐位）

4 嘔気・嘔吐のある人への看護

嘔吐に先立って起こることが多い嘔気とは，みぞおちから胸のあたりがムカムカする不快感で，悪心ともいう。

嘔吐とは，胃の内容物が食道を逆流して口から吐き出されることをいう。嘔吐は延髄にある嘔吐中枢がさまざまな病気やストレスなどの心因性の因子などによって刺激され，胃の幽門が閉じて噴門が開き，食道の収縮運動が加わって起こる反射運動であり，胃や腸を守ろうとする反射である。

乳児は，胃の形が垂直で大人でいう胃下垂状態で，また食道との境の噴門部の括約筋がゆるめなので，少しの刺激で嘔吐が起こりやすい。

嘔吐は生理的なものから緊急を要するものまで原因はさまざまなので，他の症状も含めてきちんと観察し，適切な対処をしなくてはならない。

1 嘔気・嘔吐の原因

嘔気・嘔吐の原因として考えられる疾患は，大きく分けると消化器疾患とそれ以外ということができる。嘔気や嘔吐とともに出現している腹痛や頭痛などの症状を確認することも大切である。

①腹痛を伴う：胃炎，胃がん，胃・十二指腸潰瘍，腫瘍，腹膜炎，肝炎，膵炎，胆石症，虫垂炎。
②胸やけを伴う：胃食道逆流症，逆流性食道炎。
③下痢を伴う：食中毒。
④便秘を伴う：腸閉塞。
⑤頭痛を伴う：くも膜下出血，脳腫瘍，片頭痛，緑内障，脳出血，脳震盪，髄膜炎，メニエール病。
⑥胸痛を伴う：心筋梗塞。
⑦嘔気に疲労感や意識混濁を伴う：糖尿病。
⑧その他：薬の副作用，心因性嘔吐，妊娠，動揺病（乗り物酔い）など。

急性胃炎，慢性胃炎
ストレスや鎮痛薬服用などが原因で，胃の粘膜が炎症を起こして赤くなったり，ただれたりした状態。出血を伴うこともある。

胃がん
50～60歳の男性に多く，ピロリ菌との関連性が指摘されている。

胃・十二指腸潰瘍
みぞおちの辺りに痛みが出るのが一般的。重症になれば吐血・下血などを起こすことがある。

胃食道逆流症，逆流性食道炎
胃酸を含む胃の内容物が食道に逆流する疾患。胸やけなどの症状が出ることがある。

くも膜下出血
突然激しい頭痛が起き，脳動脈瘤などが破裂する病気。軽い頭痛で嘔気・嘔吐が主な症状のこともある。

脳出血
（特に小脳出血）
小脳は身体のバランスをつかさどる脳なので，ここに出血が起き障害が出ると，めまいとともに嘔気が出ることがある。

2 嘔気・嘔吐時の看護

①嘔吐が起こっているときには，上半身を起こし，吐きたいだけ吐かせる。
②吐物を誤嚥すると窒息や誤嚥性肺炎の危険があるので，側臥位にして吐物が気道に吸い込まれないようにする。また，意識のない場合には吐物を口からかき出し，気道の確保をして窒息を予防する。
③吐物は速やかに処理し，落ち着いたらうがいをさせる。
④吐物を観察する：食物残渣や血液・異物の混入，糞便臭の有無など。
⑤意識状態，呼吸，脈，体温など全身状態を観察し，他に伴う症状として，頭痛，下痢，腹痛などの有無を観察する。
⑥意識障害，けいれん，激しい腹痛，嘔吐が止まらないなどの際には，速やかに医師の診察を受ける。
⑦急を要する症状を伴わないときには，少量の水分（白湯など）を与え水分補給を行う。

心筋梗塞
動脈硬化などにより心臓に血液を循環する血管が詰まる疾患で，胸痛が起こる。嘔気などの消化器症状が出ることもしばしばある。

心因性嘔吐
拒食症や過食症を含むストレスや不安が原因で嘔吐することがある。

5 排便障害のある人への看護

1 排便のメカニズム

糞便が直腸に移動すると直腸内圧が高まり，この刺激が脊髄から大脳へ伝えられ，反射的に直腸の蠕動，肛門括約筋の弛緩が起こる。随意的に腹圧を高めることが加わり排便が起きる（図3-2）。

大腸の構造と機能
長さ1.5〜2mで，「結腸」と「直腸」に分けられる。食物残渣は結腸を通るうちに水分を吸収し，直腸ではほどよい硬さになる。嚥下から排便までの到達時間は，およそ24〜72時間。

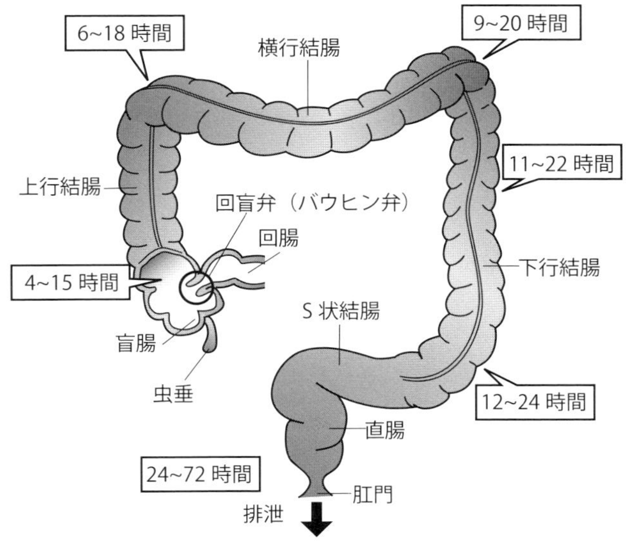

図3-2 大腸各部の名称と各部位への食物到達時間

1. 体調の不良を訴えたとき

便 秘

便秘とは，便が順調に排泄されない状態をいう。排便回数や排便間隔の基準はないが，多くの人は24〜48時間の間に1〜2回の排便がある。しかし，2〜3日に1回でも生活リズムのなかで規則的に排便があれば，便秘とはいわない。また，毎日排便があっても不快な症状を伴うときは便秘という。

1 便秘の原因

①器質性便秘
・大腸の通過障害による疾患のあるもの：大腸がん，腸管の癒着など。
②機能性便秘
・大腸の運動障害で起こる便秘である。機能性便秘はさらに慢性便秘と急性便秘に分けられ，慢性便秘はさらに弛緩性便秘，けいれん性便秘，直腸性便秘の3つに分けられる。

2 便秘時の看護

①排便習慣の確立を図る。毎日一定時間（特に朝は排便反射が強いので，朝食後）に排便を試みるとよい。
②生活リズムを整える。バランスのとれた食事内容（起床後，冷たい水や牛乳を飲む，朝食を十分に摂る），十分な睡眠，ストレスの解消に努める。
③腹部のマッサージを行う（図3-3）。腸の蠕動を刺激するために「の」の字を描くように行う。腹筋を鍛えるために適度な運動を行う。
④便通や便に異常が起こったときは，速やかに専門医で検査を行う。

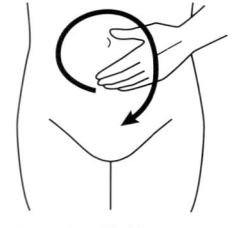

図3-3　腹部マッサージ

下 痢

下痢とは，大腸での水分吸収が不良で，糞便が固形化されず液状のまま排泄される状態。水分含有量により，泥状から水状までさまざまである。

1 下痢の原因

下痢は，胃腸の働きが衰え，消化・吸収能力の機能の低下，毒物，寄生虫，あるいは細菌，ウイルスなどによる感染症，食事の内容，ストレス，化学物質（薬など），腫瘍，過敏性腸症候群や炎症性腸疾患などの慢性疾患といったさまざまな原因により起こる。

慢性便秘
機能性便秘の一つで，一般的に週2日以上排便がない状態が少なくとも1か月以上持続する便秘のことをいう。

急性便秘
機能性便秘の一つで，新生活や旅行などで生活環境が変わったり，偏った食事を摂ったことにより腸（大腸）の蠕動運動が鈍り，一時的に起こる便秘のこと。

弛緩性便秘
大腸の筋肉がゆるみ，蠕動運動が活発に行われないために，便がスムーズに流れず，長時間腸内に滞留したために便の水分が腸壁から吸収され，便が硬くなり，排便しづらくなり，便秘となってしまうものをいう。高齢者や長期間寝たきりの人に多い。

けいれん性便秘
精神的ストレスなどが原因で自律神経が乱れ，大腸の筋肉が緊張し，けいれんを起こし，排便しづらくなる便秘をいう。若年層に多い。

直腸性便秘
便意を感じたときに我慢するなどし，それが習慣化し，直腸の神経が鈍くなり，S状結腸から直腸にかけて便が長時間滞留したために，便の水分が吸収され便が硬くなり，排便しづらくなる便秘のことをいう。習慣性便秘ともいう。勤務体系が不規則な人に多い。

下痢は一過性のもの，慢性的なもの，急性のものに大きく分けられる。
①一過性の場合は，食べ過ぎや水・アルコールの飲み過ぎ，寝冷えなど，単なる消化不良で起きる下痢であり，数日で治る。
②慢性の場合は，大腸がんなどの腸の大きな病気が関係していることもあるので注意する。
③急性の場合は，大腸菌，赤痢菌，腸炎ビブリオ性食中毒，ウイルスなどによって起こる大腸の炎症（感染性下痢）による。

2 下痢のあるときの看護
①頻回な排便のため激しく疲労するので，腹部を冷やさずに，安静にする。
②熱，血便，嘔吐がある場合は急いで受診する。
③細菌やウイルス感染の可能性もあるので便の取り扱いには注意して，手洗いを励行する。
④水分消失とともに電解質のバランスを崩しやすいので，水分などの補給に努める。白湯などを少しずつ頻回に与える。
⑤食事は，腸蠕動を刺激しない消化のよいものを与える。
⑥下痢は腸の中の悪いものを早く体外へ出そうとする防御反応のため，下痢止めや抗生物質の使用は医師の指示に従う。
⑦下痢便の多くは消化酵素を含むため酸性で，皮膚への刺激が強く，肛門周囲はただれやすくなる。排便後はすぐにぬるま湯で流して清潔にする。

⑥ 脱水症のある人への看護

脱水とは，体内にある水分（体液）が成人では体重の約60％，小児では体重の約80％以下に減少した状態をさす。

1 脱水の原因

人は，体重の2％に相当する水分（体重60kgの人で1.2L）が失われると，「強い喉の渇き，食欲減退」などの症状が現れる。体重の4～6％程度の脱水の場合には脱力感や眠気，頭痛などを起こす。

特に，小児と高齢者は水分の調整能力が弱いため脱水になりやすいので注意を要する。

脱水は，主に以下の3つの原因に分類される。

（1）高張性（水欠乏）脱水
水分が多く失われる脱水。水分が摂れない，多量の発汗，多尿などによる。

排便反射
食事の後，胃が膨らんだことが刺激となり，消化管の運動が活発になって消化管内の圧力が高まった結果，便意を生ずること。排便したいと感じたときは，この排便反射が起こっているので，このチャンスに排便しないと反射が抑えられて便意が起こらなくなり，便秘になってしまう。

過敏性腸症候群
胃腸には異常がないが，緊張や精神的な不安などが原因で，便通に異常が起こり，下痢，便秘，腹部の不快感などの症状が現れる。

体内水分量
成人男性では体重の約60％，女性は約55％といわれている。

体液
身体の中の液体の総称で，血液，リンパ液，組織液（組織間液，細胞間液，間質液）などがある。

（2）低張性（食塩欠乏）脱水

　ナトリウムが多く失われる塩類欠乏性の脱水。嘔吐や下痢などによる電解質異常。アジソン病や慢性腎不全の多尿などによる。

（3）等張性脱水

　水分とナトリウム欠乏とがほぼ同じ割合で起こっている混合性の脱水。

2 脱水時の看護

　脱水症は進行するまで明確な症状が出にくい。脱水症の初期症状は風邪の症状によく似ている。なんとなく元気がない（活動性が低下する），微熱が出る，皮膚が乾燥する，唾液分泌量が減少し口渇感をおぼえる，そのほか，足がつる，立ちくらみ，汗が多量に出てくる，めまいなどがある。

　脱水症は放置すると，意識障害を起こすこともあるので注意が必要である。

①脱水は予防が重要なため，水分補給に努め，尿量に注意する。

②喉の渇きを感じたり食欲が減退する程度の場合は，水を飲むことで回復できる。

③水分は，体液に近い濃度の電解質が含まれていたほうが速やかに身体に吸収される。ごく少量（水の分量の0.9％程度）の塩を加えた水が理想的である。また，イオンが入った経口補水液も市販されている（スポーツドリンクは糖分が多いので注意を要する）。

④飲み物は10℃前後の冷たいほうが吸収が速い。

⑤軽度以上の脱水の場合には，医療機関で緊急の処置を受ける必要がある。
　特に小児や高齢者の場合は早めに医師の診察を受ける。

7 むくみ（浮腫）のある人への看護

　浮腫とは，血液の水分が毛細血管から周りの皮下組織に漏れ出て，皮下組織内の細胞間液が異常に増加し貯留した状態を示す。局所性に起こる場合（局所性浮腫）と全身性に起こる場合（全身性浮腫）がある。

1 浮腫の原因

（1）局所性浮腫

①静脈・リンパ管の圧迫・閉塞（静脈瘤，静脈血栓症，悪性腫瘍によるリンパ管閉塞など）や炎症（リンパ管炎など）。

②炎症性としてのアレルギー反応や感染症，外傷など。

（2）全身性浮腫

①心性：うっ血性心不全，心膜炎など。

アジソン病
何らかの原因で副腎皮質機能の低下をきたす内分泌疾患。症状としては，易疲労感，体重減少，食欲不振，色素沈着，精神症状，性機能低下やナトリウム低下などがみられる。

経口補水液
ORS（oral rehydration solution）は，食塩とブドウ糖を混合し，水に溶かしたものである。経口補水療法に使う水は，吸収をよくするために，スポーツドリンクとは逆に，ナトリウムの濃度を少し上げ，ブドウ糖などの糖分を低めにしてある。

浮腫による体重の増加
自覚症状が出る前に体重が1～3kg増加する。皮下組織に浮腫が出現したときには2～3L以上の水分増加が起こっている状態である。

②腎性：ネフローゼ症候群や腎炎など。
③肝性：肝硬変など。
④内分泌性：甲状腺機能低下症など。
⑤栄養障害性：長期の栄養摂取不足など。
⑥薬剤性。
⑦その他。

　皮下組織のうち、眼瞼、下肢（図3-4）、足背部などに浮腫が認められやすく、圧迫すると圧痕を残す。さらに進むと胸水、腹水が出現する。

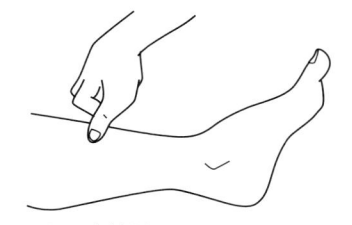

下腿の末梢側1/3あたりで、頸骨の内側面をゆっくり拇印を押すように圧迫する

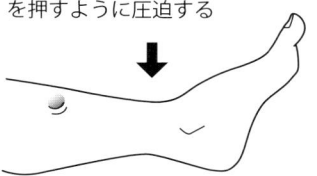

↓

圧痕が残るかどうかを見る

図3-4　下肢の浮腫

2 浮腫が出現したときの看護

①浮腫は重大な疾患によることが多いので、できるだけ早く医療機関を受診し原因疾患の治療を行う。
②皮膚の抵抗力が弱くなり、傷つきやすく感染を起こしやすくなるので、皮膚を清潔に保つ。下着や靴下などで締め付けないようにする。
③塩分や水分摂取の制限がある場合は、それを守る。
④利尿薬を使う場合は、水分出納を記録し、定期的な体重測定を行う。
⑤腹部の浮腫は横隔膜を押し上げて息苦しくなるので楽な体位をとる。
⑥同じ体位を長時間続けると下になった部位の浮腫が悪化するので、体位交換を行うなどして、浮腫の部位の圧迫を避ける。

8 腫れ（腫脹）のある人への看護

　身体の一部が腫れあがることで、その部位は痛みや熱感を伴うことが多い。

1 腫脹の原因

　腫脹の原因では、やけど（熱傷）や感染などによる炎症や腫瘍など、さまざまある。
①外傷や感染、アレルギー反応などによる炎症の場合、血液成分が血管外に流れ出て貯留し局所に集まり腫れる。
②腫瘍の場合には、腫瘍細胞の増加により腫れる。悪性腫瘍の転移や、リンパ節そのものに腫瘍が発生して腫れることもある。通常は痛みや発熱などを伴わず、硬いことが特徴である。
③頸部や鼠径部には多くのリンパ節があり、原因となる病巣に近い部位のリンパ節が最も腫れやすい。頸部のリンパ節腫脹は、口や喉からの細菌感染

頸部の腫れ
口や喉からのものでは、頸の上方で顎の角に近い部位に腫れが生じることが多く、多くは発熱を伴う。

小児鼠径ヘルニア
鼠径部にある腹膜（腹腔内の膜）の一部が先天的に開いたままで生まれたため、ここから腸管等の臓器が飛び出してしまう状態をいう。このヘルニアは、リラックス状態のときに発見しやすい。生後6か月以内であれば、約30%程度は自然治癒する。1歳以降ではほとんど自然に治ることがなく、手術による治療が必要になる。

1. 体調の不良を訴えたとき

による炎症を原因とすることが多い。歯や口，喉の痛みなどの先立つ症状があり，しばらくして，頸部に痛みのある腫瘤が触れるようになる。
④鼠径部の腫れは，一般に"脱腸"と呼ばれる良性の疾患が多い。特に小児鼠径ヘルニアは先天性の疾患で，発生率は子ども全体の1～5％である。

2 腫脹があるときの看護

①原則は腫れがある局所の安静を図る。
②熱感や痛みを伴う炎症性の腫脹と思われる場合は，初期であれば冷やす（冷罨法〈れいあんぽう〉）ことにより腫れをひかせるとともに鎮痛効果を期待できる。急性期を過ぎた場合は，吸収を早めるために温める（温罨法）ほうがよい。
③腫れがひかないときや悪化しているときは，受診して原因を究明し，早めの治療をする。

⑨ 褥瘡（床ずれ）のある人への看護

1 褥瘡の原因と好発部位

　褥瘡は，長期臥床などによって同じ部位が持続的に圧迫されることにより，皮膚・皮下脂肪組織，筋肉への血流が途絶え，これらの組織が壊死〈えし〉，つまり死んでしまった状態である。

　壊死の範囲（広さと深さ）は圧迫の強さ×持続時間，皮膚のずれの程度に比例すると考えられている。特に，骨が突出した部位に圧迫力が集中するため褥瘡ができやすくなる。栄養不足や廃用症候群による皮下脂肪組織や筋肉組織の減少によって褥瘡が広く深くなりやすい。

　褥瘡の好発部位は，仙骨部，腸骨部・大転子部，足関節部である（図3-5）。

2 褥瘡があるときの看護

①長時間同一体位をとるのを避け，2時間ごとに体位変換を行う。

> **廃用症候群**
> 身体を長期間，動かさないでいることによって起こるさまざまな心身の機能低下（筋萎縮，筋力低下など）をいう。生活不活発病とも呼ばれ，特に寝たきり状態でいることによって起こる場合が多い。

> **褥瘡の手当て**
> 治療は創の状態により外用薬と被覆材（ドレッシング）による保存的治療や外科手術が主として行われる。「消毒しない」「乾かさない」「水道水でよく洗う」を3原則として行う湿潤療法が行われる。

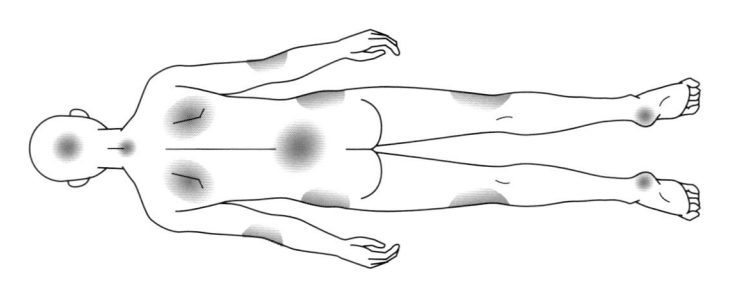

図3-5　褥瘡（床ずれ）の好発部位

②車椅子乗車中は30分ごとにプッシュアップを行い，除圧と皮膚の蒸れやずれを防止する。
③除圧には，エアーマットレス，羊皮や，椅子のクッションなどを用いる。
④褥瘡好発部位に発赤がないかを定期的に観察し，もし発赤ができた場合は，その部分を指で押して一時的に白くなった後赤色になるかを確認する。赤色のままの場合は血流が悪くなっているため，除圧を行う。
⑤皮膚を清潔に保ち血行をよくするために，入浴，清拭，スキンケアなどをこまめに行い，水分を十分に摂る。
⑥全身の栄養状態をよくして褥瘡をできにくくするために，高タンパク・高ビタミンの食品を多く摂るように工夫する。
⑦衣類やシーツのシワをつくらないようにする。

10 めまいのある人への看護

めまいとは，身体の位置の異常（自分や周囲が動いていないのに，動いているように感じる）を感じる状態である。

1 めまいの原因

めまいは「耳」に原因があって起きることが一番多い。耳には「音を聞く」機能と「身体のバランスを保つ」機能がある。耳以外には脳幹・小脳・大脳の異常，全身的な疾患によって起こるめまいなどがあるが，原因不明のものもある（表3-1）。

表3-1 代表的なめまいの原因疾患

耳に原因があるめまい	脳に原因があるめまい	その他のめまい
・メニエール病 ・突発性難聴 ・良性発作性頭位めまい ・前庭神経炎など	・脳循環障害 ・脊髄小脳変性症 ・脳炎 ・聴神経腫瘍など	・不整脈 ・血圧 ・貧血 ・心因性など

代表的なめまいに，①回転性めまい，②動揺性めまい，③浮動性めまい，④立ちくらみ，がある。

2 めまい発生時の看護

①安静臥床やしゃがむなどして，静かにする。音・光・振動を避け，静かで薄暗い環境にする。
②数時間で収まることが多いが，繰り返す場合や進行性の場合は，早めに医師の診断を受ける。受診の際には，いつからどのように起きたか，今まで

回転性めまい
自分自身がグルグル回ったり，周囲がグルグル回る感じがする。身体のバランスを保つ平衡器官に急激な変化（血流障害，炎症，内耳のむくみなど）が起きたときに生じる。代表的な疾患として，メニエール病，突発性難聴，前庭神経炎などがある。

動揺性めまい
頭や身体がグラグラ揺れている感じやフラフラする感じがする。回転性めまいを起こす病気でも同様の症状になることがある。代表的な疾患は，回転性めまいを起こす病気の慢性期，薬物によるめまい，聴神経腫瘍，脳幹・小脳梗塞，脊髄小脳変性症などがある。

浮動性めまい
身体がフワフワする感じ。雲の上を歩いているような感じがする。不安やストレスが原因の場合は休養で改善される。ときに脳の疾患（脳卒中や脳腫瘍）の症状の場合もある。

立ちくらみ（眼前暗黒感）
立ち上がった瞬間にクラッとしたり，目の前が暗くなるように感じる。急激な血圧の変動や自律神経失調，更年期障害，ストレス，過労，睡眠不足などが考えられる。

かかった病気などを医師に伝える。
③激しい頭痛を伴う回転性めまいの際は，小脳や脳幹出血の危険があるので緊急を要する。

11 発疹のある人への看護

発疹とは，肉眼的に皮膚に見られる変化をいう。発疹は，皮膚自体の病気のほか，感染症など全身性の疾患の症状として現れることも多い。

1 発疹の原因と種類

多くの発疹性疾患は，発疹のみで診断をつけることは困難であるが，有熱性の場合と無熱性の場合である程度分けてとらえることができる（表3-2）。発疹の種類には，紅斑，紫斑，丘疹，水疱，膿疱，膨疹などがある（表3-3）。

表3-2 発疹の原因

有熱性	・ウイルス感染症：麻疹，風疹，水痘，突発性発疹，水痘・帯状疱疹，伝染性紅斑，手足口病，ヘルパンギーナ，EBウイルス感染症など ・細菌その他感染症：溶連菌感染症，ブドウ球菌性熱傷様皮膚症候群，敗血症など ・免疫性疾患：川崎病，リウマチ熱，全身性エリテマトーデス（SLE）など ・悪性腫瘍：白血病など
無熱性	・皮膚感染症：伝染性膿痂疹（とびひ），伝染性軟属腫（水いぼ）など ・アレルギー性疾患ほか：湿疹（汗疹，おむつかぶれ，アトピー性皮膚炎など），薬疹，蕁麻疹，血小板減少性紫斑病，血管性（アレルギー性）紫斑病，虫刺症など

表3-3 発疹の種類

紅斑	血管の拡張，充血により皮膚が限局性に赤色を呈するもので，皮膚面より隆起しないもの。圧迫により退色する	
紫斑	皮内出血のため紫紅色を呈するもので，大きさは点状から斑状までさまざまである。圧迫によっても退色しない	
丘疹	皮膚面から限局性に半球状に隆起したもので，大きなものは結節という	
水疱	皮膚面から限局性に隆起したもので，漿液を含むもの	
膿疱	水疱と同性質のもので，隆起した内容物が膿性のもので，多くは細菌感染による	
膨疹	皮膚の限局性浮腫で，境界明瞭な扁平隆起，瘙痒感を伴う	

2 発疹発症時の看護

①発疹がどこから出てどう広がったのか，全身に出ているのか，局所的に出ているのか，発疹の種類は何か，食物や薬剤など誘因になったものはない

か，発熱など他の症状との関連はどうかなどについて観察し，医師に伝える。
② 感染症によるものがあるため，病院を受診する際には，発疹が出ていることを伝える。
③ 発疹のある部位やその周囲の皮膚は刺激に敏感になっている。症状を悪化させないためにも，新たな伝播を防ぐためにも，皮膚を常に清潔に保ち，汚れた手で発疹に触れないようにする。
④ かゆみを伴うものは次のような注意をする。
- 掻破すると細菌感染を起こす原因となるので，かきこわさないようにガーゼなどで保護をする。
- かゆみのある部位は冷却パックや冷やした濡れタオルなどを当てるとよい。
- 温まるとかゆみを増すことが多いため，過激な運動，高温の湯への入浴，過度の暖房，香辛料の使用，アルコール摂取は禁止する。
- かゆみをやわらげる外用薬，内服薬などがあるが，診断がついたうえで適量使用する必要があるので，医師に相談し，指示に従う。
⑤ 発疹の治療として指示された外用薬（軟膏）がある場合は，指示された軟膏を指示された部位に，指示された回数だけ，指示された日まで毎日塗る。
⑥ 発疹のみで他の症状がはっきりしないときでも，すぐに発疹が消退しないときや繰り返して出現するときには必ず医師の診察を受ける。発疹の変化にも注意を払う。

12 疼痛のある人への看護

痛みは危険を知らせるシグナルである。しかしこれは急性疼痛のみに有効な考え方であり，慢性疼痛では痛みの原因が存在しないことも多々ある。緩和医療の分野では，痛みそのものを感じなくする治療もなされる。

痛みへの治療は，痛む部位を安静にして回復を図ることであるが，その原因をみつけて適切な治療，処置を受けることが大切である。

子どもの場合は訴えが少ないこともあるので，十分に観察して判断することが必要である。

緩和医療
症状（特にがんによる）による苦痛をやわらげることをめざした医療。

頭　痛

1 頭痛の原因

（1）機能性頭痛

画像診断上は異常がみられないにもかかわらず，慢性の頭痛で悩むもの。

片頭痛，緊張性頭痛，群発頭痛がある。

（2）症候性頭痛

脳内の病変や全身性疾患による頭痛。例として，脳の血管異常によるもの（くも膜下出血，脳内出血，非破裂脳血管奇形，高血圧など），脳の血管とは関連しないもの（脳炎など），全身性疾患によるもの（低酸素血症，睡眠時無呼吸症候群，低血糖など）がある。

特に以下の表3-4のようなときには，医師の診察を受ける。

表3-4 医師の診察が必要な頭痛

- 今まで経験したことがない強烈な頭痛
- 急激に起こった頭痛
- ずっと続いている（たとえば1週間以上）強い頭痛
- 朝方（特に早朝）に起こった頭痛でさらに嘔吐を伴うもの
- 麻痺やしびれ，けいれんなどを伴う頭痛
- 精神症状（認知症のような）を伴う頭痛
- 高熱を伴い，顎を前に曲げにくいとき（項部硬直）など

2 頭痛時の看護

①生命に危険を及ぼす頭痛があるので，緊急を要するか否か見分ける必要がある。必要な情報を得るために頭痛カレンダーなどを利用するとよい。記載内容は以下のようなものである。
- 頭痛の起こり方（急に起こるか前兆はあるか，痛みの起こる時間帯）。
- 頻度や持続時間。
- 痛む場所（片側，後頭部，頭全体）。
- 痛みの性質（割れるような，ズキンズキン，締め付けられるような，ピリピリなど）。

②静かな環境にして寝かせる。
③熱があるときには，氷枕，氷のうで頭を冷やす。
④緊張性頭痛は，肩のマッサージや首筋や肩を温める，軽い体操やぬるめの湯で血行をよくするとよい。
⑤精神的な原因による場合は，十分な睡眠と気分転換を図る。
⑥安易に市販の鎮痛・鎮静薬を乱用しない。

眼の痛み

眼の痛みは，鋭い痛み，鈍い痛み，眼を閉じると治まる痛み，押さえると痛い，などさまざまある。また，痛みとともに視力が落ちた，視野が狭くなった，発熱，嘔吐などを伴う症状もあるので注意する。

片頭痛
20〜30歳代の女性に多く，数時間〜3日くらい続くズキズキとした頭痛。痛みは1〜2時間でピークに達し，嘔気や嘔吐を伴うことが多い。

緊張性頭痛
頭を締め付けられるような頭痛で，毎日起こるが我慢できないほどではない。随伴症状に首や肩の凝りがある。精神的・身体的ストレスなどいろいろな原因で起こる。日本人に多い。

群発頭痛
ある期間中（たとえば1〜2か月間など）に，いつも同じ時間（睡眠中が多い）に片側の目の奥に激しい痛みがある。群発期を過ぎると頭痛は起こらない。圧倒的に男性に多い。

朝の頭痛
脳腫瘍，副鼻腔炎，睡眠時無呼吸症候群，慢性閉塞性肺疾患，うつ状態などでみられることが多いため，診断の手がかりになる。

頭痛カレンダー（頭痛日記）
痛みの程度と時間の流れなどを記録することによって，痛みの現れ方を客観的に理解できるようになり，自分で対処する際にも利用できる。また，医師の正しい診断や治療に大変役立つ。

1 眼の痛みの原因

①異物による痛み：砂やごみなどが眼の中に入った場合は，チクチクした痛みで，ゴロゴロするなどの違和感を伴うことが多い。眼をこすらずに，眼をしばたたかせて涙で流し出されるのを待つ。

②感染・炎症による痛み：細菌やウイルス感染により，異物感や痛みを伴う。代表的なものに麦粒腫（ものもらい）や流行性角結膜炎がある。

③外傷による痛み：事故や何かにぶつかったりして角膜上皮剥離や角膜穿孔外傷などでも激しい痛みを起こす。

④そのほかの眼の病気による痛み：乾性角結膜炎（ドライアイ），緑内障（急性閉塞隅角緑内障），雪眼炎（雪目），眼精疲労，視神経症（炎）など。

⑤全身疾患：群発頭痛，副鼻腔炎，三叉神経痛，脳腫瘍，脳動脈瘤，う蝕など。

2 眼が痛むときの看護

眼の痛みを伴う疾患は多くの種類があるため，痛みだけで病気を特定するのは難しい。「眼は病気の縮図」ともいわれ，全身状態と深い関連もあるため，症状が現れたら早めに眼科を受診し，原因を究明し，治療を行うことが大切である。

①眼の症状の観察を行う：眼痛，発赤，充血，眼脂，腫脹，流涙の有無と程度。

②眼の周りを清潔にする。感染の恐れがあるので指や手でさわらない。眼を拭きたいときは，ティッシュペーパーか水を湿らせた清潔なタオルなどを用い，やさしく拭く。

③医師の指示に基づき点眼薬を使用する。その際には，目薬の容器の先を皮膚やまつげにつけないように注意する。目から2〜3cm離して，静かに落とすようにさすとよい。

④眼を湿布する（症状に合わせて，温湿布や冷湿布など）。

⑤室内を適切な照明に調整する。

⑥片眼帯の状態のときは事故を起こしやすいので安全に配慮する。

歯と歯肉の痛み

1 歯と歯肉の痛みの原因 (図3-6)

①う蝕（むし歯）は，口腔にいるミュータンス菌などの細菌が酸をつくり，歯の硬組織（エナメル質，象牙質，セメント質）を溶かしてしまうものである。

②歯周病（歯肉炎，歯周炎）は，歯垢によって起こり，成人の8割以上に

麦粒腫（ものもらい）
黄色ブドウ球菌などの感染で起こる。鈍痛とともに患部のまぶたが腫れる。同じ側のリンパ節（耳前リンパ節）が腫れることもある。こすらないようにして清潔を保てば1週間くらいで治る。

流行性角結膜炎
感染力の強いウイルス（アデノウイルス）が原因。はやり眼ともいわれる。発症してから2週間は感染力があるので，眼をさわったらすぐに石けんと流水で手洗いをするようにする。家族内では，タオル，枕，その他の眼やに，涙が付着しそうな物の共用は避ける。

乾性角結膜炎（ドライアイ）
眼の表面が乾いて傷がつき，乾く，違和感，ゴロゴロするなどのさまざまな症状が現れる。眼を酷使する生活習慣が原因で，コンタクトレンズの装着，エアコンの使用，パソコンの作業などによる。

緑内障
眼が正常な機能を保てる「適正な眼圧」以上の眼圧のために，視神経が障害され，視野が欠けてくる病気。眼の痛みや疲労感，頭痛などの症状がみられることもある。

歯肉炎
歯肉のみに炎症が起きているもので，歯肉が赤く腫れたり出血したりする。

歯周炎
歯肉炎が進行したもので，歯根膜や歯槽骨までに進行した慢性の炎症である。

8020（ハチマルニイマル）運動
80歳になっても自分自身の歯を20本保つことを目標とする「生涯を通じた歯の健康づくり」のための運動。厚生労働省や日本歯科医師会により推進されている。

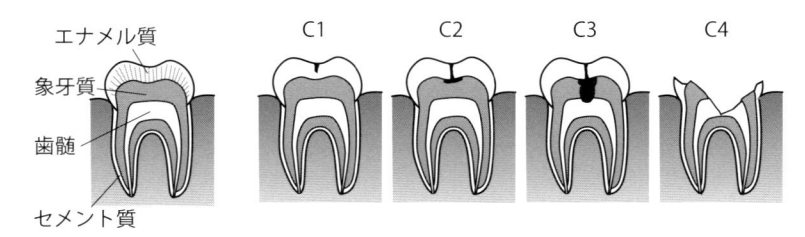

図 3-6 う蝕の分類
C1（エナメル質に限局），C2（象牙質まで，冷たいものがしみる），C3（歯髄まで，歯髄炎を起こし激しく痛む），C4（歯根のみ）。

みられる。う蝕とともに歯を失う主原因である。

2 歯と歯肉が痛むときの看護

① う蝕も歯周病も予防が大切である。まずは歯垢の付着を防ぐために正しい方法で歯磨きを行う。
② 食事は規則的に摂取し，間食の回数を減らすことで，唾液による自然修復が期待できる。また，甘いものは控えるとよい。
③ う蝕による痛みの応急手当法は，過度な冷却は避けて，常温の水をタオルにしみこませて頬を冷やすと痛みがやわらぐ。鎮痛剤を服用する。これらは一時的なものなので必ず歯科医の治療を受ける。

胸 痛

1 胸痛の原因 （図3-7）

① 心臓に由来する胸痛（胸の中央部の痛み，左肩・左上肢の放散痛，首筋や頸部や肩に広がる痛み）：急性心筋梗塞，狭心症，急性心膜炎，急性心筋炎。
② 大血管に由来する胸痛（胸と背中の激痛，頸部に放散痛）：大動脈解離，大動脈瘤破裂。
③ 呼吸器に由来する胸痛（咳・深呼吸で増悪，刺すような鋭い痛み）：自然

放散痛
病気の原因部位とまったくかけ離れた部位に現れる痛みのこと。

狭心症
心臓を栄養する冠状動脈の動脈硬化。身体を動かすと血液の供給が部分的に悪くなり，心筋の一部に酸素不足が生じ胸が痛む。

心筋梗塞
動脈の内腔が詰まり，そこから先は壊死となる。胸の中がおしつぶされる，えぐられるような痛みや顔面蒼白，冷や汗も出る。

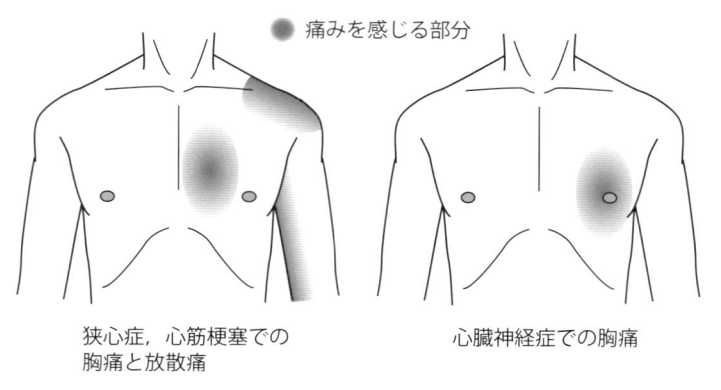

図 3-7 狭心症・心筋梗塞での痛み，心臓神経症での痛み

気胸,胸膜炎,肺炎,肺腫瘍。
④胸壁由来の胸痛(体動で増悪):帯状疱疹,肋間神経痛,筋肉痛,骨折。
⑤消化器由来の胸痛(放散痛):食道(胃食道逆流症,特発性食道破裂),胃・十二指腸(胃炎,胃・十二指腸潰瘍),胆嚢(胆石症,胆嚢炎),膵臓(膵炎)。
⑥心臓神経症(胸がチクチク痛む)。

2 胸痛があるときの看護

①胸の中央や下方に,締め付けられるような激しい痛みが起きた場合は,心筋梗塞など重篤な疾患が考えられるため,一刻も早く救急車を呼ぶ。
②楽な姿勢をとらせ,呼吸困難を防ぐ(病人の最も好む姿勢をとらせる)。心臓疾患による胸痛は,座った姿勢をとると楽になる。
③早めに受診し胸痛の原因を究明し,治療をする。

腹 痛

1 腹痛の原因

腹痛は,腹部臓器の異常のほかに心疾患,肺疾患,代謝性疾患,心因性でも起こる。痛みの部位(図3-8)と主な疾患例は,以下のとおりである。
①心窩部:胃炎,胃・十二指腸潰瘍,膵炎,虫垂炎の初期。
②右季肋部:胆嚢炎,胆石症,肝がん,横隔膜下腫瘍。
③左季肋部:膵炎,横隔膜下腫瘍。
④右側腹部:(右側の)尿路結石,腎盂炎,腎・尿路系の腫瘍。
⑤臍部:急性大動脈解離。
⑥左側腹部:(左側の)尿路結石,腎盂炎,腎・尿路系の腫瘍。
⑦回盲部(右腸骨窩部):虫垂炎。
⑧下腹部:便秘,膀胱炎,卵巣腫瘍,子宮外妊娠の破裂,子宮付属器炎。
⑨左腸骨窩部:便秘。

2 腹痛の症状

腹痛には,痛みの出方によって,鈍痛,疝痛,自発痛,圧痛などがあり突然激しい腹痛を発症する疾患の総称を急性腹症という。

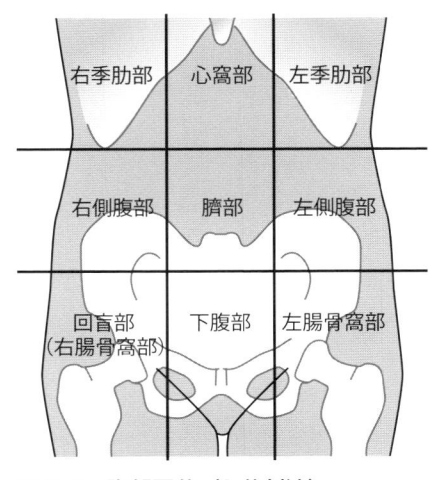

図3-8 腹部区分(9分割法)

鈍痛
鈍い痛み,重苦しい感じ,不快感。

疝痛
キリキリと差し込む痛み。

自発痛
安静にしていても起きる痛み。

圧痛
押したときの痛み。

急性腹症
急性腹症には穿孔性腹膜炎,急性虫垂炎,急性膵炎,腸閉塞などがある。

3 腹痛時の看護

①激しい痛みの場合は水分や食事を与えないで医師の診察を受ける。特に嘔気や嘔吐が続くときは早急な受診が必要である。
②ベルトなどを取り除き、腹部の緊張をとるようにひざを立てて寝かせる。

腰　痛

1 腰痛の原因

腰痛は、腰椎の障害だけではなく、内臓やストレスなどさまざまな原因で起こる。

まずは受診して原因を究明することが大切である。「安静にしているときにも痛む」「日に日に痛みが強くなる」「発熱を伴う」などがあるときには急いで受診する。

（1）腰椎が直接障害の原因
①椎骨や筋肉、椎間板：腰椎椎間板ヘルニア、脊柱管狭窄症。
②がんや細菌感染：肺がん、甲状腺がん、腎臓がん、大腸がん、前立腺がん。

（2）腰椎以外の原因
①臓器や血管
・消化器系：胃潰瘍、十二指腸潰瘍、胆石、膵炎など。
・泌尿器系：尿路結石、腎炎など。
・婦人科系：子宮筋腫、卵巣腫瘍、子宮内膜症、月経など。
・循環器系：解離性大動脈瘤など。
②精神的ストレス。

> **精神的ストレス**
> 画像診断で明らかな原因を特定できる腰痛は15％程度といわれる。特定できない腰痛はストレスによるものがかなり含まれると考えられている。

2 腰痛発症時の看護

まずは臥床安静にし、落ち着いたら受診する。予防としては腰に負担のかかる姿勢をとらない、ストレスをためない、適度な運動をする、肥満を防ぐ、などの日常生活上の工夫をする。

関節痛

関節は、骨と骨を結びつけている。その構成は、骨、軟骨、筋肉、腱、靭帯であり、これらの障害により痛みを感じる。関節には、ひじ、ひざ、手首、足首、指、肩、顎、股関節などにあり、各部位によってさまざまな病気が起こる（図3-9）。

1 関節痛の原因

①炎症性関節痛は、膠原病、脊椎関節炎、感染性関節炎、リウマチ熱、痛風

など。
②非炎症性関節痛は，外傷や変形性関節疾患など。

2 関節痛の看護
①痛みのあるときには安静を保つ。
②体重のコントロールを行う。
③筋肉の強化は，医師の指示のもとに行う。

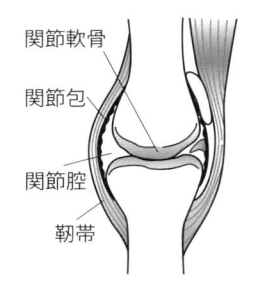

図 3-9　膝関節の構造

13 出血傾向のある人への看護

　出血とは，血管から血液が外に出ることである。出血は血管の損傷，血管壁の脆弱化により起こる場合と血液の凝固能の低下のいずれか，または両方が原因となる。血液は全身を循環しているため，出血量によってはショック症状をもたらし，生命の危機をまねく。

鼻出血

1 鼻出血の原因
　鼻出血の原因には，局所的原因と全身的原因がある。局所的には突発性鼻出血がある（大部分は，キーセルバッハ部位からの出血）（図3-10）。このほか，外傷，炎症，悪性腫瘍などがある。
　全身的原因は動脈硬化，高血圧，血液疾患（白血病，血友病，紫斑病など）などがある。

キーセルバッハ部位
鼻中隔の前方にあるこの部位は細い血管が豊富に分布していることに加え粘膜が薄く，鼻の入り口にあるため傷つきやすい。

2 鼻出血時の看護
①上体を起こして椅子や床に座る姿勢をとり，顔をやや下に向け，血液が喉に流れ込まないようにする。喉に流れ込んだ血液は飲み込まずに吐き出す。
②親指と人差し指で鼻の下の方（小鼻）をつまみ，5〜10分ほど圧迫する。この際，額から鼻を冷やすと血管が収縮するので効果的である。
③鼻にティッシュペーパーなどを詰めると，抜くときにまた傷をつけてしまうことがあるため，あまり奥まで詰めないようにする。

鼻のつまみ方
水に潜るときに鼻をつまむポーズをイメージするとよい。

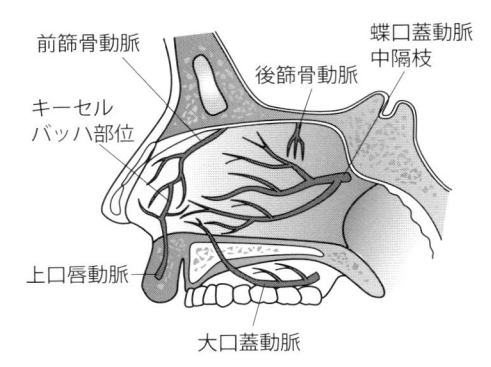

図 3-10　鼻出血を起こしやすい場所

④圧迫止血を20分以上行っても鼻血が止まらない場合，鼻出血が咽頭に流れ続ける場合，大量に出血する場合には耳鼻咽喉科の診察を受ける。

喀血・血痰

喀血・血痰は，気道（喉頭，気管，気管支）または肺からの出血が咳とともに口から出ることである。

1 喀血・血痰の原因

喀血・血痰の原因は，呼吸器疾患（気管支拡張症，気管支炎，肺がん，肺結核など）や循環器疾患（心不全，肺水腫など），全身性疾患（血友病，白血病，紫斑病など）があげられる。

2 喀血・血痰時の看護

①あわてずにまず全身状態（呼吸，血圧，脈拍，意識レベルなど）をチェックする。
②窒息を防ぐために，身体を横にして吐きやすい体位（回復体位，p.103 図4-18参照）にする。
③大量の出血の場合は，血圧も低下することがある。意識状態の悪化，気道閉塞から呼吸困難が起こることもあるため，頭を低くして寝かせ保温に努めて急いで救急車の手配をする。
④重篤な病気が潜んでいることもあり，血痰が出た場合にはたとえそれが1回でも医療機関を受診するほうがよい。

> **肺結核**
> 結核菌の感染により，咳，痰，微熱などの症状が2週間以上続く疾患。そのほか，発汗，呼吸困難，食欲不振などの症状が現れる。感染者数は一時減少したが，近年高齢者や若者の集団感染などで再び増加してきている。

吐血，下血，血便

吐血とは，消化管の疾患や損傷で出血し，口から血を吐くことである。

上部消化管の食道，胃，十二指腸からの出血は，タールのように黒い便（タール便），あるいは海苔の佃煮状の便となり，下血という。また下部消化管からの出血は，鮮紅色や暗赤色の血液の混ざった便であり，血便という。

吐血や下血は，消化管の重大な異常を示すものである。速やかに診断と治療を受ける。

1 吐血，下血，血便の原因

吐血の原因には，上部消化器疾患（胃潰瘍，十二指腸潰瘍，食道静脈瘤，胃がん，食道がん）などがある。

下血の原因には，上部消化管疾患，小腸・大腸疾患（大腸ポリープ，大腸がん，憩室（炎），感染性腸炎，潰瘍性大腸炎など），血液疾患などがある。

血便は大腸，直腸などからの出血が考えられる。

2 吐血時の看護

①窒息を防ぎ，吐きやすい姿勢（回復体位，p.103 図 4-18 参照）にする。
②全身状態の観察をする。安静にして胃部を冷やし絶食にする。
③症状が落ち着いても必ず医師の診察を受ける。

　下血・血便時も同様に全身状態の観察をするとともに，早急に便を持参して医師の診察を受ける。

血　尿

　血尿は腎・泌尿器系疾患の診断・治療のための重要な症候である。血尿は肉眼的血尿と顕微鏡的血尿の 2 種類がある。

肉眼的血尿
排尿時に色の変化をはっきりと確認できる尿。尿 1 L 中に 1 mL 以上の血液が入っている。

顕微鏡的血尿
排尿時に自身では気がつかないが，採尿検査をすると尿に赤血球が混じっている。

1 血尿の原因

　尿路系の疾患（膀胱炎，尿路結石，腎炎，腎がん，膀胱がんなど）が多い。血液疾患（紫斑病，血友病，白血病など）もある。

2 血尿がみられたときの看護

①安静を保つ。
②落ち着いたら速やかに医療機関（泌尿器科や内科など）を受診する。

2 体調以外の不調を訴えたとき

1 登校をしぶる子どもの看護

　学校に行かなければならない日の朝に，元気がなく，腹痛や悪心，頭痛，微熱，倦怠感などの身体症状を訴えて登校をしぶる。身体症状はある程度持続するが重篤ではない場合が多く，病院の受診をしぶる場合もある。身体症状があるため朝はなかなか寝床から起きられず，午後から夜になると元気になることが多い。翌日の登校の準備をして眠りにつくが，翌朝学校に行く時間になると同じような身体症状が出現し登校をしぶる。休日には症状が軽減・消失する。登校を強制すると，身体症状が悪化したり，また，反抗的になり自分の部屋に逃げ込んだり，ときには暴力をふるったりする場合もある。このような特徴が一般的であり，不登校のサインである。

> **不登校の定義**
> 　断続あるいは連続して年間30日以上欠席した児童生徒のうち，何らかの心理的，情緒的，身体的あるいは社会的要因・背景により，児童生徒が登校しない，あるいはしたくてもできない状況にある（ただし，病気や経済的な理由によるものを除く）ことをいう。
>
> **不登校児童生徒の割合**
> 　文部科学省の学校基本調査報告書（平成20年度）では，小学校では341人に1人，中学校では35人に1人と中学生の不登校が非常に多い割合になっている。

1 不登校の原因と分類

　不登校になる動機としては，学校でのいじめや友人・教師とのトラブル，クラス・席替え，大きな学習負担，成績の低下，家庭内での両親の不和，離婚，進学，転校・転居などがあげられる。
　不登校の態様別分類について，表3-5に示した。また，表には反映されていないが，小学校低学年の子どもの不登校の原因には，分離不安型と社会未熟型の2つであることが多い。困難な立場に置かれたときの処理能力の低い子どもに起こりやすい傾向がある。さらに，発達障害のある児童生徒が

分離不安型
親から離れることに強い不安感をもっている。親が側にいると元気に過ごすことができる。

社会未熟型
精神面が未熟で社会性に欠け，我慢することや他人と協調することが苦手である。集団の中での適応能力が低い。

周囲の人間関係をうまく構築できない，学習のつまずきが克服できないといった状況がもとで不登校に至る事例も少なくない（発達障害についての詳細はp.116を参照）。

表3-5　不登校の態様別分類

学校生活に起因する型	いやがらせをする生徒の存在や，教師との人間関係など，明らかにそれと理解できる学校生活上の原因から登校せず，その原因を除去することが指導の中心となると考えられる型
遊び・非行型	遊ぶためや非行グループに入ったりして登校しない型。学校での居場所がなく，疎外感を感じ安心できる仲間とつるむことからこの型となる
無気力型	無気力でなんとなく登校しない型。登校しないことへの罪悪感が少なく，迎えに行ったり強く催促されると登校するが長続きしない
不安などの情緒的混乱型	登校の意思はあるが身体不調を訴え登校できない，漠然と不安を訴え登校しないなど，不安を中心とした情緒的混乱によって登校しない型。神経症あるいは精神疾患をもち，その症状のために登校できない場合もある
複合型	不登校の態様が複合していて，いずれが主であるか決め難い型。学校で何らかのストレス体験（学習の失敗やいじめなど），集団生活になじめない，成功体験が乏しい，承認されないなど，学校生活に起因し，無気力になり，情緒的な混乱が生じている場合などがある
意図的な拒否型	学校に行く意義を認めず，自分の好きな方向を選んで登校しない型
その他	上記のいずれにも該当しない型

（高石昌弘，井出美智子編：学校保健マニュアル 改訂7版．南山堂，p.51，2008より引用・加筆改変）

2 不登校の子どもへの治療

不登校の場合，初期には，頭痛，腹痛などを訴えることが多く，起立性調節障害の診断基準に一致している症状もあるため，器質的疾患が認められないことを確認することが重要である。また，経過観察中もうつ病，統合失調症などの精神疾患に注意していく必要がある。

治療は心理療法が主体となり，面接で心理的背景を調べ悩みを受容し，学校や家庭で登校しやすい条件を整えることである。補助的に薬物療法（精神安定剤）を用いることもある。社会適応についての予後は，治療終了後1〜2年で45〜75％が適応し，7〜8年後には90％程度となる。小学校で不登校になる者は，中学校の場合と比較して短期間で再登校がみられることが多い。

3 不登校の子どもへの対応

①低学年の子どもにみられる分離不安型や社会未熟型の場合は，母親への愛情の欲求が強いことから生じているため，母親が心身ともにやさしく包み込むことで安心し，愛されていると確認できると子どもの心が安定し不登校が解決できることが多い。

起立性調節障害
思春期に発症しやすい自律神経系の機能不全をいう。身体的な症状としては，めまい・立ちくらみ，動悸・息切れ，朝の目覚めが悪い，顔色不良，食欲不振，腹痛，頭痛，倦怠感などがみられる。

②小学校高学年や中学生では、複合した理由があり、登校を強引に勧めることは避け、「待つこと」「配慮すること」「理解すること」が大切である。
③登校をしぶる気持ちについて、子ども自身もよくわからないこともあり、その場合は、理由を詮索するよりも、子どもの心の状態を理解し、登校をしぶる状況に至った背景などを把握するように努める。
④学校と保護者は連携を密にし、子どもの心に寄り添い、子どもの気持ちが開かれるようになるまで待つ姿勢を保ちつつ、子どもに安心感をもたせる配慮をしていく。
⑤周囲の大人は待つ姿勢のなかで、専門家とも連携し、判断・助言を仰ぎ、子どもを取り巻く家族や学校教師の関わりについて役割を明確にしていく。
⑥不登校を「心の問題」としてのみとらえるのではなく、「進路の問題」としてとらえ、本人の進路形成に資するような指導・相談や学習支援・情報提供などの対応も大切である。

2 不安とうつ状態のある人への看護

不安とは漠然とした恐れの感覚で、誰もが経験する。不安は、脅威に対しての注意喚起でもあり有益なことも多いが、度重なって持続するようになると、日常生活に支障をきたすようになる。正常範囲内と病的なものがある（表3-6）。

不安になると精神症状として、「イライラする」「落ち着かない」「リラックスできない」「集中力がない」などが出現し、身体症状（表3-7）も現れる。

病的な不安は、一般人口の5％前後、精神疾患の10％前後にみられる。

表3-6 正常範囲内の不安と病的な不安

正常範囲内の不安	病的な不安
理由・対象・状況がある	理由・対象・状況がない
言葉での表現ができる	言葉での表現がしにくい
理解してもらえる	理解してもらえない
我慢ができ、長く続かない	我慢ができず、長く続く
いったん消えれば気にならない	また起こるのではないかと不安が続く

表3-7 不安の身体症状

心・血管系	心拍数の増加、胸部圧迫感、動悸、紅潮、失神
呼吸器系	呼吸困難、息苦しさ、ため息、あくび
消化器系	口渇、食欲不振、悪心、腹部痛、下痢、嚥下困難
泌尿器系	頻尿、排尿困難、性機能障害
神経系	緊張性頭痛、耳鳴り、発汗、かすみ眼、振戦、瞳孔拡大
筋・骨格系	歯ぎしり、筋肉のけいれん、痛み

1 不安をもたらす疾患

不安をもたらす精神疾患には，パニック障害，全般性不安障害，大うつ病性障害，適応障害などがある。不安とうつとは密接に関係しているので鑑別が難しいこともある。

2 不安があるときの看護

①本人の話をよく聞き，支持的な態度で安心感を与える。
②本人が不安をどのように理解して，どうしていこうと考えているのかを，的確に把握する。
③適切な情報提供を行い，不要な不安を取り除く。
④病的な不安の場合は，心療内科などを受診する。

3 記憶や認知の障害のある人への看護

記憶障害

1 記憶障害の種類

（1）記銘障害

記銘障害は，物事を覚え込む能力が障害されていることをいう。健常者でも，注意力や集中力がない場合には記銘力が低下する。また，加齢に伴う生理的な記銘力低下も一般的にみられる現象である。

（2）追想障害

追想記憶は，保持されているのに思い出せない，出てこない，という症状である。

追想障害には，記憶増進，記憶減退，記憶錯誤がある。

2 記憶障害の原因

記憶障害は，何らかの原因で脳に障害をもたらした結果起こることが多い。頭部外傷，脳血管障害，脳炎，薬物中毒，高次脳機能障害，てんかん，慢性硬膜下血腫や正常圧水頭症などが原因としてあげられるが，高齢者では圧倒的に認知症が多い。統合失調症やうつ病，その他の心因性の精神障害などでも記憶障害が存在することがある。

そのほか甲状腺機能低下症，アルコール依存症，神経梅毒，ビタミン欠乏症が原因のこともある。

パニック障害
突然生じる「パニック発作」（満員電車の中や，歩行中に突然強いストレスを覚え，動悸，息切れ，めまいなどが起こり強烈な不安感に襲われる発作）によって始まる。

全般性不安障害
不安が長期間続き，緊張感，過敏，疲れやすい，集中できないなどの心や身体の症状が伴う。

適応障害
ある特定の状況や出来事がつらく耐えがたく感じられ，そのために気分や行動面に症状が現れる。

記憶
「記銘」「保持」「想起」の3つの過程がある。すなわち，「記銘」機能により覚え込み，「保持」機能で維持し，「想起」機能によって思い出すというものである。

記憶増進
過去の記憶が異常な活発さで浮かんでくる，いわゆる病的に亢進している状態。てんかん発作，薬物中毒などで起こることがある。

記憶錯誤
事実とは違って変形された誤記憶，事実ではない偽記憶がある。

認知障害

> **認知**
> 外界からの情報を知覚したうえで、それが何であるかを判断したり解釈して、貯蔵し、それを利用する一連の情報処理過程をいう。

認知障害は一般的に前頭葉の機能障害であると考えられている。この前頭葉の統合機能が失調すると、認知障害が起こる。記憶や判断、思考に支障をきたし、通常の社会生活に問題が出てくるような病的な状態である。

1 認知障害の原因となる主な疾患

①脳の変性によるもの：アルツハイマー型認知症、脳梗塞、レビー小体型認知症、前頭側頭型認知症。
②脳血管障害によるもの：脳梗塞、脳出血。
③感染症によるもの：クロイツフェルト・ヤコブ病、髄膜炎、AIDS。
④内分泌・代謝性のもの：肝性脳症、透析脳症、甲状腺機能低下症。
⑤中毒性のもの：有機化合物、薬物、金属、アルコール。
⑥腫瘍によるもの：脳腫瘍。
⑦外傷性のもの：慢性硬膜下血腫、頭部外傷、高次脳機能障害。
⑧発達障害としての知的障害（0～18歳まで）や学習障害。
⑨その他：正常圧水頭症、多発性硬化症、ベーチェット病。

2 記憶や認知障害への看護

記憶や認知障害は、障害の本質や特性について理解が得られにくく、個人差も大きいため、地域で生活する本人・家族には大きな苦労がある。また、家庭で介護する家族の負担は非常に大きい。

①もの忘れ外来や認知症疾患医療センターなどの医療機関（表3-8）を受

表3-8 認知症の病者および家族を支える施設

認知症疾患医療センター	保健医療・介護機関などと連携し、鑑別診断、急性期医療、専門医療相談などを実施するとともに、関係者への研修などを行う
もの忘れ外来	認知症の早期発見・早期対応を目的とした診療外来。診察のほか、相談・助言を行う。また、必要に応じて、各種制度・サービスなどの相談窓口の紹介や、かかりつけ医や家族などへの情報提供や助言、専門医療機関の紹介などを行う
社会福祉協議会	民間の社会福祉活動を推進することを目的とした営利を目的としない民間組織。市町村社会福祉協議会や都道府県社会福祉協議会、全国社会福祉協議会がある
認知症の人と家族の会	1980年結成。沖縄（準備中）を除く全国46都道府県に支部がある。「認知症があっても安心して暮らせる社会」をめざした活動を行っている
シルバー110番（高齢者総合相談センター）	各都道府県に1か所設置されている。高齢者およびその家族が抱える各種の心配ごとや悩みごとに対応するために、電話や面接による相談に応じるほか、福祉機器の展示や各種情報提供を行っている

診し，確定診断の後に，適切な治療を行う。早期発見・早期治療が大切である。

②身体状態（発熱，脱水，便秘，不眠，栄養不良，難聴・視力低下，薬害など）により症状が悪化することがあるので，健康を維持する。また，合併症により悪化することもあるので定期的に健康状態をチェックする。

③患者本人・家族が病気について理解することにより不安が軽減できる。

④家族会に参加して話を聞いてもらうことは，介護する家族の心身の健康保持にとってきわめて重要である。

⑤周辺症状は関わり方でかなり改善できるので，その工夫が必要である。

⑥介護サービスを適度に利用する。相談できる窓口として，地域包括支援センター，保健所・保健センター，福祉事務所，社会福祉協議会，精神保健福祉センター，認知症の人と家族の会，シルバー110番（表3-8）などがある。

> **周辺症状**
> せん妄，抑うつ，興奮，徘徊，睡眠障害（不眠・昼夜逆転），幻覚，妄想，異食，暴力，ケアの拒否，弄便などがある。本人をとりまく環境や身体的変化，介護状況により現れる。

参考文献
- 大島弓子，数間恵子，北村　清総編：シリーズ看護の基礎科学，からだの異常病態生理学Ⅰ・Ⅱ・Ⅲ．日本看護協会出版会，2000．
- 奥宮暁子，坂田三允，藤野彰子編：症状・苦痛の緩和技術．中央法規出版，1999．
- 垣内義亨：からだのしくみカラー辞典．主婦の友社，2008．
- 齋藤宣彦：看護学生必修シリーズ，改訂版 病状からみる病態生理の基本．照林社，2009．
- 坂井文彦監：きょうの健康シリーズ，頭痛で悩む人に．日本放送出版協会，1999．
- 下条文武，齋藤　康監：ダイナミック・メディシン1．西村書店，2003．
- 中井久夫，山口直彦：看護のための精神医学．医学書院，2004．
- 中村哲也：治療がわかる本．金園社，1999．
- 松下和子，花沢和枝，紅林みつ子ほか：家庭看護学，第3版．医歯薬出版，2007．
- 松波昭夫，山崎雅代，木村桂子ほか：家庭看護．建帛社，1994．
- 読売新聞社生活情報部：やさしい介護目で見る介護．生活書院，2006．

第4章 救急対応を要する症状と徴候，処置法

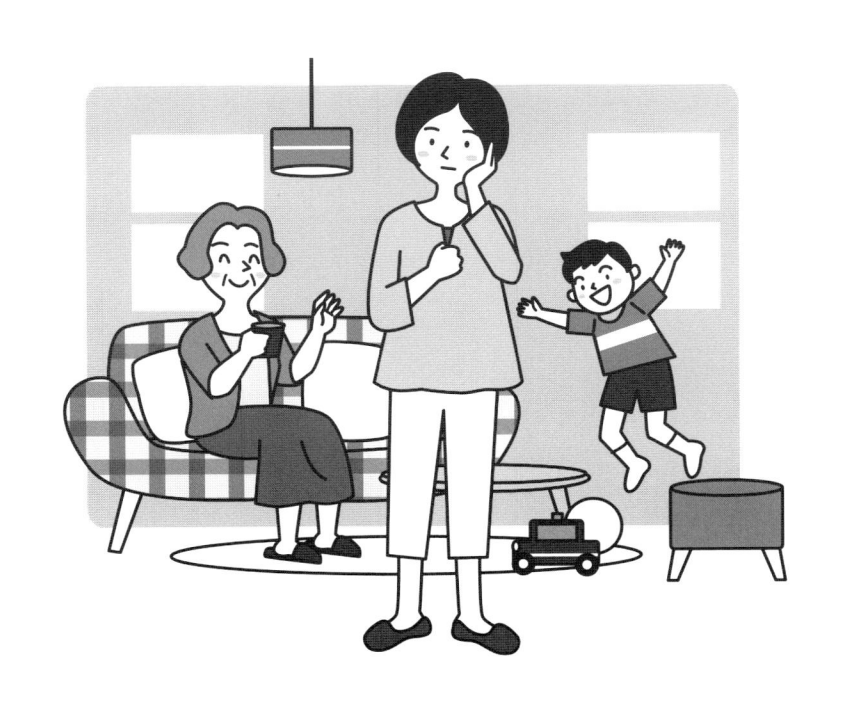

1 救急対応

1 応急手当の心得

　応急手当とは，日常よくみられる一般的な傷病に対して，救急隊員や医師の手に委ねるまでに，病状の悪化を防ぎ，苦痛や不安を軽減するため，一般市民が行う最小限の諸手当てのことである。自分の大切な家族，友人，隣人の命や健康を守ることは大切なことである。さらに安心・安全で豊かな社会を築く市民の義務ともいえる。急に出くわした傷病者に，勇気をもって，何らかの行動を開始することが大切である。そのため，普段から講習を受講するなど備えが必要である。前提として，行動に気を配り，事故防止や病気の予防を心がけることが大切である。

1 緊急時の基本的な流れ（図4-1）

　突発的な事故や急病により傷病者が出た際に，その場に居合わせた人（バイスタンダー）の確かな知識，冷静な判断，助けようとする意志，適切な行動が，その後を左右する鍵となる。

> **応急手当**
> 一般市民が行う急な傷病に対する対応のなかで，突然の心停止に対する一次救命処置以外のもろもろの手当を応急手当という（図4-15参照）。
>
> **救急救命処置**
> 救急救命処置とは，「厚生労働省令に基づき救急救命士が重度な傷病者に対して症状の悪化を防ぎ，生命の危険を回避するために行う医療上の処置」のこと[1]。
>
> **現場に居合わせた人**
> 「バイスタンダー」と呼ばれている。隣にいる人たちの意味。「バイスタンダー」の適切な手当てによって命が助かることも多い。

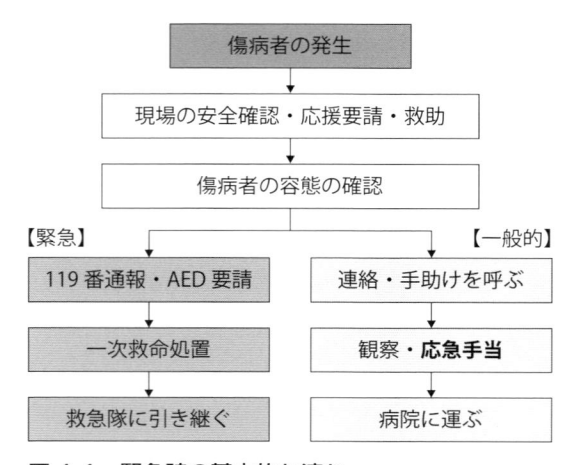

```
              傷病者の発生
                 ↓
      現場の安全確認・応援要請・救助
                 ↓
           傷病者の容態の確認
           ↓              ↓
        【緊急】        【一般的】
     119番通報・AED要請   連絡・手助けを呼ぶ
           ↓              ↓
       一次救命処置      観察・応急手当
           ↓              ↓
      救急隊に引き継ぐ    病院に運ぶ
```

図4-1　緊急時の基本的な流れ

（1）現場の安全を確認し救助する

　冷静な態度で，まず傷病者が置かれている場所の安全を確認する。危険がせまっている場所や，応急手当に不適切な姿勢は，速やかに，かつ動揺を与えないよう慎重に，安全な場所に移動する。これ以外は，原則としてその現場で応急手当を行う。協力者が必要であれば，応援を要請する。

（2）傷病者の容態を確認する

　傷病者に声をかけ，意識や呼吸があるか，大出血はないかなど，生命を脅かすような徴候がないか，容態の緊急度を確認する。

（3）通報や連絡をする

　反応がないなど生命を脅かすような緊急な容態では，応援を呼び，119番通報やAEDを要請し，AEDや救急車が一刻も早く到着するように努める。それ以外の一般的な傷病やはっきりしない場合には，使用するかもしれない救急箱や毛布，担架などを持って来てもらうなど，手助けを呼ぶ。

（4）応急手当をする

　緊急な容態では，速やかに心臓マッサージなど一次救命処置を行う。

　それ以外では，5W1Hなどのさらに詳しい観察を行う。そして，原因や疑われる傷病，必要な手当てや対応を見立てて，応急手当をする。

（5）病院に運ぶ

　到着した救急隊に引き継ぐ。または，病院に運んで医師の診察を受ける。

> **5W1H**
> 何が起きているのか，どこがおかしいのか（what）。いつからか（when）。どこで（where）。誰が（who）。なぜ（理由・原因）（why）。どのようにしてそうなったのか（how）。を手順よく観察するとよい。

2 救急車の利用法

1 救急車を呼ぶとき（表4-1）

　救急車を呼ぶか呼ばないかの判断の目安は，まず，全身の様子を見て，意識がない，通常の呼吸をしていなさそう，心臓が止まっているかもしれない，けいれんや手足の突然のしびれがある，ろれつが回らない，などの症状がある場合である。このほかに，胸部，腹部，背部の突然の激痛，大きなやけど（熱傷），大量あるいは止まらない出血，喉が詰まった，溺れた，などがあれば，ためらうことなく119番通報をする。

> **救急車の出動件数**
> 近年，増加傾向にある。正しい利用法を心がけつつも「迷ったら呼ぶ」ことと心得ることが大切である。

2 救急通報のポイント（表4-2）

　119番に救急通報をすると，受けた消防本部の司令員は，話を聞きながら救急車の出動が必要かどうかの緊急性を判断し，同時進行で救急隊員と無線で密にやりとりをし出動指令を操作する。通報する際には，努めて落ち着いて，救急車の呼び方を参考にして，傷病の状況を説明する。携帯電話が普及

し，通報場所の説明に手間取る場合が多くなっている。瞬時に通報場所を特定できる固定電話からの通報が，出動指令の時間短縮に最善である。

表 4-1　救急車の要請をする必要がある症状

部位	大人	小児（15歳未満）
	いつもと違う，様子がおかしい	
頭	・突然の激しい頭痛 ・突然の高熱 ・支えなしで立てないぐらい急にふらつく	・頭を痛がって，けいれんがある ・頭を強くぶつけて，出血が止まらない，意識がない，けいれんがある
顔	・顔半分が動きにくい，しびれる，笑うと口や顔の片方がゆがむ ・ろれつがまわりにくい，うまく話せない ・視野が欠ける，ものが突然二重に見える	・唇の色が紫色，呼吸が弱い
手足	・突然のしびれ ・突然，片方の腕や足に力が入らなくなる	・手足が硬直している
胸や背中	・突然の激痛 ・急な息切れ，呼吸困難 ・胸の中央が締め付けられるような，圧迫されるような痛みが2～3分続く ・痛む場所が移動する	・激しい咳やゼーゼーして呼吸が苦しく，顔色が悪い
腹	・突然，または持続する激痛 ・吐血や下血がある	・激しい下痢・嘔吐で水分が摂れず，食欲がなく意識がはっきりしない ・激しい腹痛で苦しがり，嘔吐が止まらない ・便に血がまじった
けがや事故	・大量の出血を伴う外傷 ・広範囲のやけど ・交通事故（強い衝撃を受けた） ・溺水 ・高所から転落	・やけど：広範囲，痛みがひどい ・交通事故（強い衝撃を受けた） ・溺水 ・高所から転落
全身	・意識障害：返事がない，もうろうとしている ・飲み込み：食べ物を喉に詰まらせて呼吸が苦しい，変なものを飲み込んで意識がない ・けいれん：止まらない，止まっても意識がもどらない ・吐き気：冷や汗を伴うような強い吐き気	・意識障害：返事がない，もうろうとしている ・飲み込み：変なものを飲み込んで意識がない ・けいれん：止まらない，止まっても意識がもどらない ・じんましん：虫刺されなどで，全身にじんましんが出て，顔色が悪くなった

表 4-2 119 番に伝えること，救急隊員に引き継ぐこと

消防本部および救急隊	救急現場に居合わせた人（バイスタンダー）
【119 番に通報する】	
「119 番，火事ですか？救急ですか？」	① 「119 番」に通報して救急であることを伝える 　例　「救急です」
「住所はどこですか？」	② 救急車の来てほしい住所を伝える 　　「市町村は…」 　　「近くの大きな建物は…」 　　「交差点など最寄りの目標物は…」 　※携帯電話の場合：「携帯電話から…」
「どうしましたか？」	③ 傷病者の症状を伝える 　　「誰が，どのようにして，どうなった」 　　「意識は…，呼吸は…，出血は…」 　　「持病は…，かかりつけ病院は…，飲んでいる薬は…」
「おいくつですか？」	④ 傷病者の年齢を伝える 　　「○○は，66 歳です」 　　「わかりませんが，女性で 60 歳ぐらいです」
「あなたの名前と電話番号を教えてください」	⑤ 通報者の名前と連絡先を伝える 　　「名前は…，電話番号は…」 　※携帯電話の場合：通話が終わった後も，電源を切らずに現場で待つ
必要な手当て法を指示する	⑥ 救急車が到着するまでに行える応急処置を聞いておく
【救急車が到着するまでにできることをする】	
	⑦ 応急手当および救急隊へのスムーズな引き継ぎに努める ・指令員の指導をもとに，可能な限り応急手当を行う ・救急車の案内，誘導をして到着を速やかにする ・救急で病院を受診するときに必要な物を用意しておく
【救急隊員に引き継ぎをする】	
救急隊員が到着する	⑧ 救急隊員に以下のことを伝える ・事故や具合が悪くなった状況 ・通報から到着するまでの容態の変化 ・行った応急手当の内容 ・傷病者の情報（持病，かかりつけ病院，常用している薬，医師の指示など）

救急車乗車時に用意する物
・保険証や診察券。
・お金。
・靴。
・常用している薬。
・お薬手帳。
・（乳幼児の場合）母子健康手帳など。

2 創傷とその処置，止血法

1 外傷

何らかの外力や内的要因が身体に加わって身体組織が損傷されることを創傷（そう）という。このうち，外力による皮膚や臓器の損傷のことを外傷という。

1 外傷の種類

外傷は，受傷機転，傷の形状などによって分類されている（表4-3，図4-2）。

> **「創」（そう）と「傷」（しょう）の鑑別**
> 一般的には傷（きず）と呼ばれる。詳しくは，「創」は表面組織に破綻があるもの（開放性損傷），「傷」は表面組織に破綻を伴わないもの（閉鎖性損傷）を表している。

> **受傷機転**
> きずを負うに至った原因，外力の方向や作用部位などのこと。

表4-3 外傷の分類と特徴

種類	外傷の特徴	受傷機転
擦過傷	皮膚表面に削れたような傷があり，連続性は保たれ，浸出液が多く，痛みがある	ころんだり，滑り落ちる際にできるすり傷
切創	直線的なきずで出血量が多く，細菌の感染がなければ，病院で縫合する場合もある	刃物に切り裂かれた線状の傷
刺創	傷口は小さく目立たないが傷は深く，押し込まれた細菌が感染を起こす心配がある	細長い鋭いものが突き刺さってできる傷
打撲傷（うちみ）	打撲により皮下組織や筋肉が損傷し，皮膚の連続性が保たれている	外力による体内の臓器，軟部組織の損傷
挫創	皮膚表面の傷は粗雑なため縫合が困難なことも多い。周辺部や皮下組織，筋肉にも傷が及ぶ	外力による摩擦で組織がすり減った傷
咬創	傷が深いことが多いが，表面は滑らかではない	動物に咬まれてできる傷

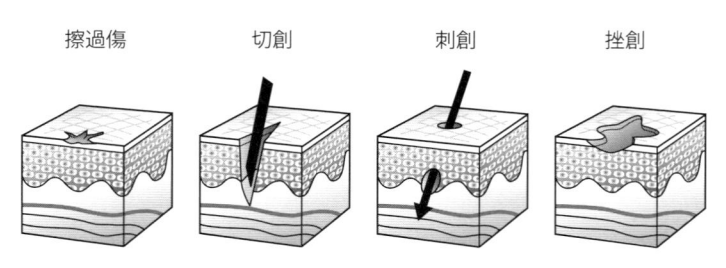

図4-2 外傷の種類

2 外傷の種類に応じた応急手当

外傷では，以下の手順で出血があれば圧迫止血などをした後に，傷の状態によってそれぞれの手当てをする。
①傷口を洗い，汚れを丁寧に落とす。
②出血がある場合は圧迫止血，さらに，布や包帯を巻いて圧迫する。
③痛みや腫れがある場合は，冷やしてやわらげる。
④傷口を乾燥させないようにして絆創膏で覆い，包帯で傷口を保護する。

（1）擦過傷・切創（すり傷・切り傷）の手当て

感染を起こさないように，多少出血をしていても水道水の水圧をかけるなどして，泥などの汚れを丁寧に落とすことがポイントである。

（2）刺創の手当て

刺さった物を清潔な毛抜きなどで抜き，その先端が傷口に残っていないか確かめる。傷の周囲を絞るようにして血を押し出し，傷口の奥まで消毒する。釘を踏み抜いたときなど感染の心配があるときは医師の治療を受ける。また，抜きにくいもの（釣り針など），大きく深く刺さっている場合（ナイフなど）は抜かずに周囲を清潔なタオルなどで覆って固定し，至急病院へ運ぶ。

（3）打撲傷または挫創

挫創の場合は傷口の止血をし，打撲による創傷部分の痛みや腫れは，できるだけ安静にして，冷たいタオルや氷のうで冷やす。

3 身体の部位に応じた外傷と応急手当

身体の頭，首，胸，背中，腹，腰，陰部には，それぞれに重要な臓器がある。外傷の受傷機転を丁寧に聞き取り，意識の反応や呼吸の状態，痛みの変化や内臓の出血によるショックに注意して観察し，容態が悪化したときにはすぐに救急車を呼ぶようにする（表4-4）。

2 止血法

出血が多量になれば，命にかかわる。速やかに止血することが大切である。

1 止血の手順

一般市民が行う止血法では，直接圧迫止血法が推奨される。間接圧迫止血法は，慣れないと血流が途絶えてしまい，傷の治りが遅くなる。
①出血部位を確認して，血液が湧き出ている部位に，清潔なガーゼかタオルを重ねて当て，その上から手のひらや指で，出血が止まるまで力を緩めず押さえ続ける。

> **直接圧迫止血法**
> 出血している傷口をガーゼや布などで直接押さえる。
>
> **間接圧迫止血法**
> 傷より心臓に近い動脈部分を押さえて血流を止める方法である。

表 4-4 外傷の応急手当

けがの部位	応急手当の方法
頭部	・意識状態の変化を経過観察する ・頭痛，嘔吐，けいれん，麻痺などをみる ・頭を高めに，静かに寝かせる ・出血があれば圧迫止血をする
胸部	・呼吸困難や痛みへの援助をする 　衣服をゆるめる・楽な姿勢にする 　タオルなどで押さえて静かに呼吸させる ・刃物など刺入物は抜かずタオルで固定する ・打撲した部位は氷袋や冷タオルで冷やす ・出血があれば圧迫止血する ・反応や呼吸の状態を注意深くみる
首や背中	・呼吸ができなくなる状態（頸髄損傷の徴候）を調べる ・手足が動くか，麻痺はないかをみる ・原則，傷病者を動かさない ・背筋を伸ばした姿勢で仰向けにする ・座布団などで首を固定する ＊やわらかいマットレスには寝かさない
腹部	・衣服をゆるめ静かに寝かせる ・膝を曲げ腹部の緊張をやわらげる ・出血など悪化するので刺入物は抜かずタオルで固定する ・反応や呼吸，痛みの状態を注意深くみる
腰，陰部	・楽な姿勢をとらせる ・反応や呼吸の状態を注意深くみる ・（陰部）患部を冷やし安静にする ・震えがあるときは毛布などで保温する ・身体を動かさない ・内出血や激しい痛みがある場合は，早く専門医を受診する

②圧迫しても血が止まらず，血液がガーゼに染み出てくる場合は，もう一度出血箇所を確かめて，出血部位を確実に強く押さえる。片手で不十分であれば両手で体重をかけて圧迫する。

③押さえてもあふれるように出血し，止まる気配がなければ救急車を呼ぶ。

2 止血法の留意点

止血する際に，手当てをする人が傷病者の血液による感染症を起こさないように，ビニール手袋やビニール袋を使用し，血液に触れないような手順で行う必要がある（図4-3）。

出血量の目安
人の体内の全血液量の20％を失うとショック症状が現れ，1/3を失うと生命の危険な状態になる。これは体重60 kgの大人では，500 mLのペットボトル約3本，体重20 kgの子どもでは，約1本分強にあたる。

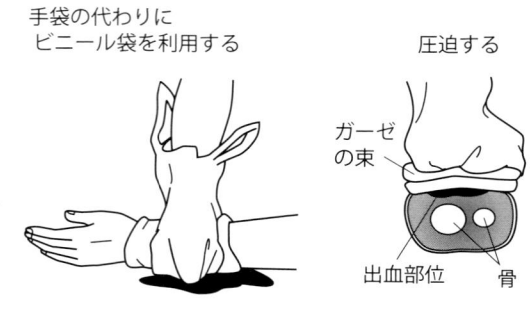

図4-3 直接圧迫止血の方法

3 包帯法

1 包帯法とは

❶ 包帯法の目的
家庭では，主に4つの目的で行われる。
①創傷保護：傷口や貼付したガーゼなどの上から覆って保護する。
②保持：塗布した薬剤や湿布などのずれを防ぎ，傷口の安静を図る。
③圧迫：負傷した部分を押さえて止血し，むくみや腫れを少なくする。
④固定：骨や関節の動きを制限し安静を保ち，傷口が開くのを防ぐ。

❷ 包帯の種類
包帯は，材質や型，用途によってさまざまな種類がある。帯状の巻軸包帯，管状のネット包帯や弾力チューブ包帯，そのほかに三角巾，絆創膏包帯，副子包帯などがある。

巻軸包帯の材質
多目的に使える非伸縮性と伸縮性のものと，関節の固定などに用いる弾性の包帯がある。

❸ 包帯法の実際
包帯を用いる際には，共通して4つのポイントを踏まえる必要がある。
①目的（保護，保持，圧迫，固定）に適した状態にする。
②清潔を保ち感染を予防する。
③こすれたり，癒着しないよう隣り合う皮膚の接触を避ける。
④きつく巻くなどによる循環障害を防止する。

（1）巻軸包帯（図4-4）
巻軸包帯には，巻き方が各種あり，用いる部位によって幅に違いがあり，使い分ける。
①環行帯：巻軸帯は環行帯に始まり環行帯で終わるのが原則である。
②蛇行帯：副子などの固定時に，巻軸帯と同じ幅の間隔をあけて斜めに巻く。
③らせん帯：太さの同じ部位に，包帯の1/2〜1/3を重ねてらせん状に巻く。

巻軸包帯の幅と用途
2裂（15cm）┐胸背用
3裂（10cm）┘
4裂（7.5cm）－頭，大腿
5裂（6cm）┐頭,上腕
6裂（5cm）┘下腿,足
10裂（3cm）－手,足,指

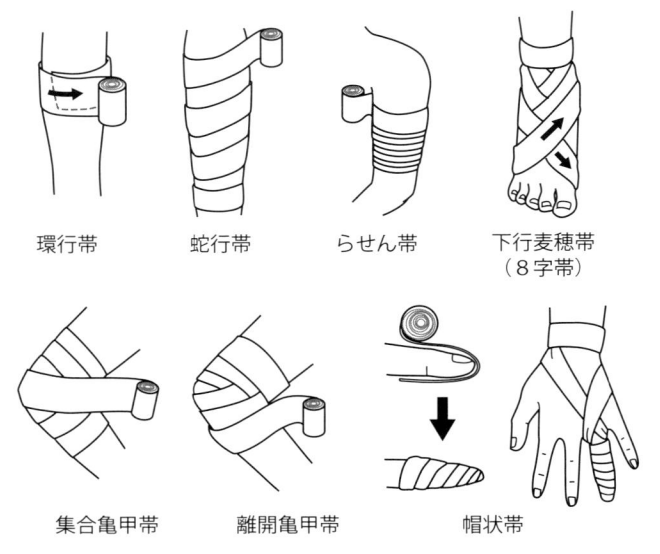

図 4-4　巻軸包帯の巻き方の基本

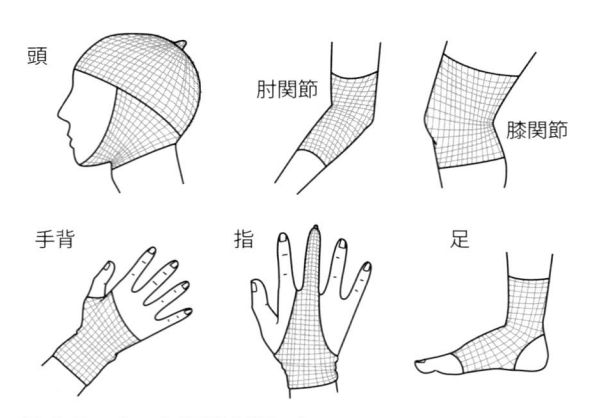

図 4-5　ネット包帯の使い方

ネット包帯の材質用途
円筒状のゴム糸の網をかぶせるもの。通気性がよく伸縮性に富み，装着がスムーズで頭部や関節部などでも外れにくい利点がある。

三角巾の材質用途
三角巾とは，長さ90〜110 cmの正方形の布を対角線で2つに折ったもので，救急時の広い範囲の傷や関節部位の固定に用いる。風呂敷や大判のハンカチなどでも代用できる。

④折転帯：太さが変わる部位に，一巻ごとに1/2〜1/3ほど折り返しながら巻く。
⑤麦穂帯：関節部に，8の字に交差して下から上か，上から下に巻く。
⑥亀甲帯：肘や膝関節の運動が多少できる方法。中心に向かって巻く集合亀甲帯と，中央から外に向かって巻いていく離開亀甲帯の2種類がある。
⑦帽状帯：指先などに，反復して覆い，指が抜けないよう巻いて止める。

（2）ネット包帯（図4-5）
　部位別に応じた幅で，必要な長さに切って切り口部分を入れて使用する。
（3）三角巾
　開いたままの開き三角巾で負傷した腕を吊ったり，8つ折りまでたたんだたたみ三角巾で，負傷した部位を覆って，保護，固定する。

4 ねんざ・脱臼・骨折の処置

1 ねんざ

ねんざとは、関節に引っ張りやひねりなどの無理な力が加わったことで生じる関節周囲の損傷である。そのため、関節包や腱膜が伸びて断裂し、同時に血管を傷つけ、骨折を伴うこともある。

1 ねんざの特徴的な症状

ねんざの起きやすい部位は、足関節、指・手関節、膝関節である。たとえば足首をひねった際に、内側を押さえると圧痛があるが内側に曲げてもそれほど痛みはなく、外側へ曲げようとすると飛び上がるほど痛いなど、特徴的な症状をみてとることが大切である。

①特定の部位に圧痛がある（疼痛）。
②ある一定の方向に曲げようとすると痛みが誘発される（疼痛）。
③ねんざ部位の熱感がある（熱感）。
④時間が経つにつれて局所の腫れが強くなることが多い（腫脹）。
⑤歩けなくなり、運動が制限される（機能障害）。
⑥皮下出血や関節内の出血がある（出血）。

ねんざは、その重症度の程度によって、第Ⅰ度から手術が必要となる第Ⅲ度までに分類される（表4-5）。症状が確認されたら、専門医の診察を必ず受けるようにする。

表4-5 ねんざの種類

重症度	症状
第Ⅰ度 軽症	靭帯の一部の線維の小断裂。関節包は温存される。軽度の腫れ、圧痛があるが機能障害は少ない。関節の不安定性もない
第Ⅱ度 中等症	靭帯の部分断裂。関節包の損傷も多い。広範囲の腫れ、圧痛、機能障害がある。軽度〜中等度の関節の不安定性がある
第Ⅲ度 重症	靭帯の完全断裂。関節包の断裂も伴う。疼痛、腫脹、圧痛および皮下出血を認める。重度の関節の不安定性がある

関節とは
人の身体を構成する平均206個の骨と骨をつなぎあわせているもの。関節は「関節包」で覆われている。

靭帯と腱の違い
どちらも関節を構成するもの。「靭帯」は、関節の一定範囲内の正常な動きを保つ、あるいは無理な外力に抵抗するために骨と骨をつなぎ止めている強くて丈夫な束である。一方「腱」は、筋肉の両端にあり、筋肉の端を関節や近くの骨に固着している。筋肉が収縮して腱が固着している骨を引っ張ることで関節が動くしくみになっている。

圧痛
手などで負傷した部位を押さえて圧迫を加えることによって局所に生じる痛み。ねんざや骨折を疑うけがの観察において重要である。

疼痛
ずきずき痛むこと。うずくこと。また、その痛み。

2 ねんざなどのけがをしたときの応急手当

ねんざか骨折を疑ったら，部位によらずまず，①曲げない，②動かさない，③副子を当てて病院に行き正確な診断を受けることを考え，初期にやるべきRICE処置を行う。放置すると，内出血が生じた結果，炎症が起こり，熱をもち，腫れて，痛みも強まるという悪循環を起こす。速やかに効果的に処置を行うことがポイントである（表4-6）。RICEの日本語バージョン「あ・れ・やっ・た」（図4-6）も参考にするとよい。

（1）突き指

指関節の靱帯の損傷（ねんざ）以外に，骨折や，指を動かす腱が切れること。引っ張るなどの間違った手当てをせずに，RICE処置をし，専門医の診察を受ける。

> **RICE処置**
> RICEとは，rest（安静），ice（冷却），compression（圧迫），elevation（挙上）の頭文字をつなげた，外傷時に行う初期の処置のことである。

表4-6 冷却（アイシング）の方法

時間	平均20分，10～30分
温度	普通0～5℃くらい，0℃以上の凍傷にならない温度
物品	氷をビニール袋に入れる 紙コップの底を抜いて氷を入れてアイスマッサージをするなど
効果	疼痛を感じるセンサーの反応が下がる 皮膚温を10℃くらい下げると効果が出てくる。そのためには平均20分かかる 20分以上一度に冷やすと下がりすぎて欠陥が出てくる
冷却の感覚	痛い（ジーンとくる痛み），温かい（短い間だがポッとする），ぴりぴりする（針で刺すよう），感覚がない（寒い日のつまさきのよう）
頻度	20分間冷やして1～3時間後に再冷却 4～5回／1日
期間	急性期には24～72時間（間欠的に行う）

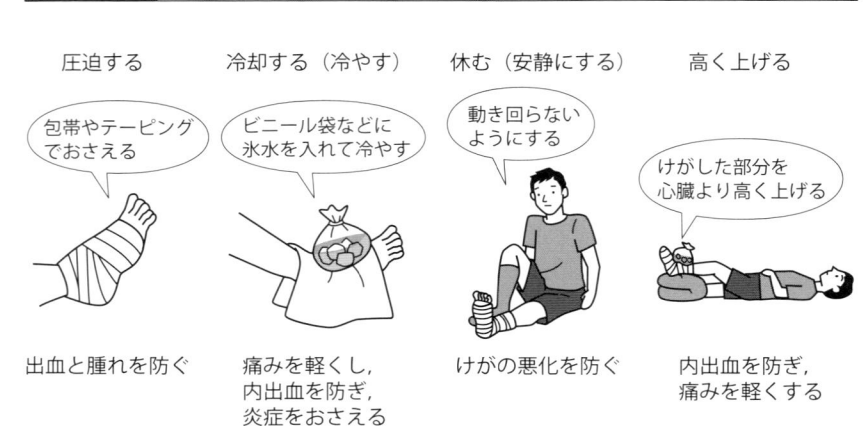

圧迫する　包帯やテーピングでおさえる　出血と腫れを防ぐ

冷却する（冷やす）　ビニール袋などに氷水を入れて冷やす　痛みを軽くし，内出血を防ぎ，炎症をおさえる

休む（安静にする）　動き回らないようにする　けがの悪化を防ぐ

高く上げる　けがした部分を心臓より高く上げる　内出血を防ぎ，痛みを軽くする

図4-6 けがをしたときは「あ・れ・やっ・た」
（武藤芳照編：大人も知らない体の本．p.68，2005，学習研究社を参考に作成）

2 骨 折

骨折とは，何らかの原因で骨の連続性が絶たれた状態を意味している。治るには，6週〜3か月程度，完全に元の姿に戻るには，数か月〜1年かかる。

1 骨折の種類

骨折の種類は，原因，程度，折れ方，傷口の有無などによって分類されている。骨折の種類によって，再生能力や治療方法が異なる（表4-7）。

再生能力
治ろうとする力のこと。

表4-7 骨折の種類

分類	名称		特徴
原因	外傷性骨折		正常な骨に起こる
	病的骨折		がんの転移や骨髄炎などにより生ずる
	疲労骨折		跳躍などの反復する負荷により生ずる
程度	完全骨折		完全に折れている，折れた面がずれる
	不完全骨折	（亀裂骨折）	ひびが入る
		（若木骨折）	弾力性がありしなるように折れる
折れ方	横骨折		横に垂直に折れる
	斜骨折		斜めに折れる
	らせん状骨折		ねじり外力により生じる
	粉砕骨折		バラバラに折れる
	圧迫骨折		脊椎など上下で圧迫されて潰される
	裂離骨折		捻った際筋肉が急に縮み，ついていた骨が剥がれる
傷口の有無	閉鎖骨折（単純骨折，皮下骨折）		傷口を伴わない普通の骨折
	開放骨折（複雑骨折）		骨折部が傷口にまで露出している骨折

疲労骨折
すね，足，肋骨などに多い。

若木骨折
成長期にある子どもに多い。

2 骨折の特徴的な症状

骨折とわかるような「ボキッ」という音（軋轢音）が聞こえたり，しばらく痛みが続いてX線検査で初めて折れていることがわかるものなど，症状や程度はさまざまである。骨折を疑う一般的な症状や，骨折に伴って全身に現れる症状を確認する（表4-8）。直ちに整形外科を受診する必要があるコンパートメント症候群や，開放骨折などの，骨折に伴う緊急な徴候（表4-9）を見逃さないようにする。

コンパートメント症候群
筋膜で区切られた中にある筋肉や血管が損傷したことでその中の圧が高まり，血液の流れが途絶えて4〜6時間内に筋肉が壊死を起こし，重大な障害を残すもの。

表4-8　骨折の特徴的な症状

◆**骨折を疑う一般的な症状**
　①けがしたところが腫れている（腫れ）　　④急に手足が動かせなくなる（機能障害）
　②自発的な痛み（痛み）　　　　　　　　　⑤負傷部位が不自然に変形している（変形）
　③押すと飛び上がるほど痛い（圧痛）　　　⑥関節以外の所で骨が動く（異常可動性）
◆**骨折に伴って全身に現れる症状**
　・顔面蒼白，手足の冷感，速く弱い脈拍，ぐったり，気分が悪くなる（ショック症状）

表4-9　骨折に伴う緊急性の高い徴候

◆**コンパートメント症候群の4つの徴候**
　①我慢できない痛み（痛み）
　②患部より末梢で触られた感覚がおかしい（錯感覚）
　③患部より末梢の筋肉を動かせない（運動麻痺）
　④患部より末梢で脈を触れない（脈拍喪失）
◆**その他**：開放骨折において，骨折部から出血している場合

3 骨折時の応急手当

　骨折が疑われたら，それ以上に損傷を大きくしないよう，曲げない，動かさないことを心得て，以下の手順で応急手当をし，救急車要請，または病院に搬送する。
①傷病者を安静に保ち，痛む部位を聞き，変形や出血がないかを確認する。
②開放骨折で出血が見られる場合には，圧迫止血する。
③骨折部の上下の関節にわたって副子を包帯で固定する（図4-7）。可能であれば傷病者自ら支えてもらう。指先の循環状態を観察できるように，手袋や靴下は切って脱がせる。変形は無理に動かさず，そのままの状態で固定する。
④固定した患部にRICE処置をする。
⑤骨折後にぐったりして気持ち悪くなる場合があるので，飲食は与えない。
⑥傷病者の最も楽な体位にして，整形外科のある医療機関へ搬送する。

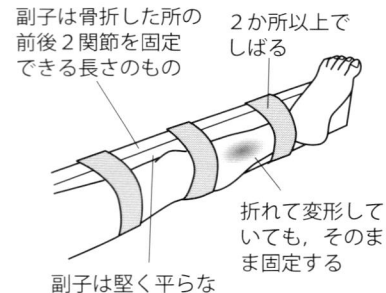

副子の代用可能なもの
板きれ，新聞，週刊誌，ボール紙，座布団，丸めたバスタオル，傘，代用がないときは胴体・下肢，（指用に）割りばし，鉛筆。

図4-7　副子の当て方
・副子は骨折した所の前後2関節を固定できる長さのもの
・2か所以上でしばる
・副子は堅く平らなものを使う
・折れて変形していても，そのまま固定する

③ 脱　臼

肩の脱臼
指は動かせるが，肘が動かないので自分の耳を触ることができない。片側の手で肘を押さえ，頭を脱臼している側に傾けた体勢になり，動かすと痛がるのが特徴。

　脱臼とは関節のけがのことである。ねんざよりも強い力が無理にかかって，関節をつくっている骨頭の1つが関節面から外れて関節包を破って外に出てしまう状態になることである。関節の一部が外れた状態を亜脱臼という。肩が最も多く，次いで肘が多い。顎，突き指などにもみられる。

1 脱臼の特徴的な症状

　負傷した直後に，ギクリという音がしたり，関節の部分が変形をしたり内出血を伴う変色がみられ，動かそうにもひどく痛がるなどの症状により脱臼と気づく。

2 脱臼時の応急手当

　以下のポイントに留意して手当てを行う。

①肘などは，三角巾などで固定するが，圧迫しないよう副子は使わない。

②痛みが楽になるよう冷やし，変形などによる不安をやわらげる。

③引っ張るなどの間違った処置をせず，後遺症を残さないよう直ちに受診する。特に，末端の皮膚の色が悪い，感覚や動きが鈍い，しびれるなどの症状があれば，血管や神経の損傷も考えて専門医の診察を受ける。

肘の脱臼
2，3歳以下の子どもの手を急に引っ張る，軸方向に手をつくなどで起こる。「お釣りをもらう姿勢がおかしい」，肘の角度，関節の後ろの方向に肘頭が突き出て腕が短く見えるなどで気づく。

顎の脱臼
あくびや口の開けすぎにより，口が開いたまま閉じることができなくなる。習慣になることがあるので，医師に相談する。

5 その他の事故とその処置

1 電撃傷

電撃傷には，人体への通電による障害と，人体近くを流れた電気の圧力により跳ね飛ばされ，墜落したことによる外傷の2種類がある。原因は落雷，高圧線に触れること以外に，家庭にある電流との接触がある。身近な家庭用低電源でも，濡れた指や金属を通して触れれば，感電の恐れがある。普段からの予防が大切である。

1 電撃傷の症状

電気は接触した皮膚から身体の中に入り，出やすい箇所から外に出る。このとき，電流が出入りした皮膚のやけどの痕がみつかる。問題は，電気の通り道となった筋肉や神経，血管，臓器などに負っているやけどである。時間の経過とともに壊死が進み，腕や足を失うこともある。同時に，身体に流れた電気が神経を刺激し，骨格筋の強い収縮により骨折や脱臼をしていることが多い。電圧で跳ね飛ばされて，転倒や墜落して外傷を負うこともある。

2 感電時の応急手当

救助者が感電する可能性があるので，二次被害を防ぐよう注意する。
①感電の原因となった電源を取り除き，安全を確認して負傷者に近づく。可能なら，負傷者を安全な場所に移動する。骨折などが疑われる場合は，無理に身体を起こさない。
②意識や呼吸をチェックする。
③皮膚のやけどの状態を確認し，痕や痛みがあれば，病院に運ぶ。
④救急車を呼ぶ。意識があり軽症にみえても必ず医師の診察を受ける。

感電の原理
大きな乾電池の両端を左手と片足ではさんで150 mA程度の直流電流が1秒以上流れ続けると仮定すると，心室細動が引き起こされて命に関わる可能性がある（労働安全衛生総合研究所）。

壊死
身体の一部の細胞が，何らかの原因によって死ぬこと。

感電の原因を取り除く方法
・器具のスイッチを切る。
・コンセントを抜く。
・ブレーカーを切る。
・ゴム長靴やゴム手袋で防備して近づく。
・電気を通さないものを使って電源を排除。
・電線は電力会社に通報。

3 感電の予防

（1）室　内
水を使う電気製品には必ずアースをつけ，定期点検をする。濡れた手に注意する。コンセントからのタコ足配線は避け，ガードをつける。

（2）室　外
電線や高圧線に近づかずに電力会社に通報する。

（3）落雷対策
高いものや水辺といった危険な場所を避ける。水仕事を避け，水泳中ならすぐに上がってよく身体を拭き，姿勢を低くして雷鳴と雷鳴の間に，より安全な場所へ移動する。

2 熱中症

熱中症とは，高温多湿な環境下で身体に起こる障害の総称である。大量の汗をかき体内の水分や塩分（ナトリウムなど）のバランスが崩れる熱失神，熱けいれん，熱疲労と，汗が上手く出ず，体温の調節機能が破綻する熱射病など，軽症から致命的なものまである。

1 熱中症の症状

熱中症の症状の始まりはめまい，立ちくらみ，こむら返り，大量の汗などがみられる。重症度は，必要な治療を基準に，Ⅰ度（現場での応急手当で回復できる軽症），Ⅱ度（医療機関への搬送や受診を必要とする中等症），Ⅲ度（入院して集中治療の必要性がある重症）に分類されている（表4-10）。熱射病を疑うような生命に関わる重篤なサインは見逃さず，直ちに処置をする必要がある。

2 熱中症のときの応急手当

こまめな水分補給など予防が一番大切である。万が一発症しても緊急性を見極めて，早いうちからの適切な応急手当が必要である。

①涼しい環境で安静にする：傷病者を風通しのよい涼しい場所に運び，頭と足先を心臓より少し高く上げて寝かせる。

②全身を冷やして体温を下げる：衣服を脱がせて濡れタオルなどで全身を拭いたり，霧吹きで水を吹き付け，うちわなどで風を送る。皮膚表面に付いた水分が汗の代わりに蒸発して熱を奪う。特に手足を冷やすと，血流にのって，効率よく身体の中心部分の体温を冷やすことができる。また，脳を守るために頭，顔も霧吹きで冷やす。氷袋や保冷剤があれば，首，腋窩，太

落雷の危険な場所と安全な場所

・落雷の危険な場所
①プール，池，川，海辺といった水辺，②山，尾根，建物の屋上などの高いところ，③側撃雷を受けやすい高い樹木や建物のそば，④運動場などの見通しのよい所など。

・落雷の安全な場所
①バス，電車，自家用車の中，②鉄筋コンクリートの建物の中など。

重篤なサイン
・意味不明な言動，もうろう状態，うわごと。
・皮膚乾燥（発汗停止）し，触ると熱い。
・飲水ができない。
・浅くて速い呼吸。
・意識がない，反応がない。
・全身のけいれん。

水分補給
意識があれば，スポーツドリンクや食塩水が有効である。

表 4-10 熱中症の症状と重症度分類

分類	症状	従来の名称		重症度
Ⅰ度	■めまい，失神： 「立ちくらみ」という状態。脳への血流が瞬間的に不十分になったことを示す	熱失神	軽症	現場での応急処置で回復できる
	■筋肉痛，筋肉の硬直： 筋肉の「こむら返り」。痛みを伴う。発汗に伴う塩分（ナトリウムなど）の欠乏により生じる	熱けいれん		
	■大量の発汗			
Ⅱ度	■頭痛，気分の不快，嘔気・嘔吐，倦怠感，虚脱感： 身体がぐったりする，力が入らないなどの状態	熱疲労	中等症	医療機関への搬送や受診を必要とする
Ⅲ度	■意識障害・けいれん・手足の運動障害：呼びかけや刺激への反応がおかしい，身体にガクガクとひきつけがある，真っ直ぐ走れない・歩けないなどがみられれば危険な状態である		重症	入院して集中治療の必要性がある
	■高体温：身体に触れると熱いという感触がある	熱射病		

（環境省：熱中症環境保健マニュアル，2011 年 5 月改訂版より作成）

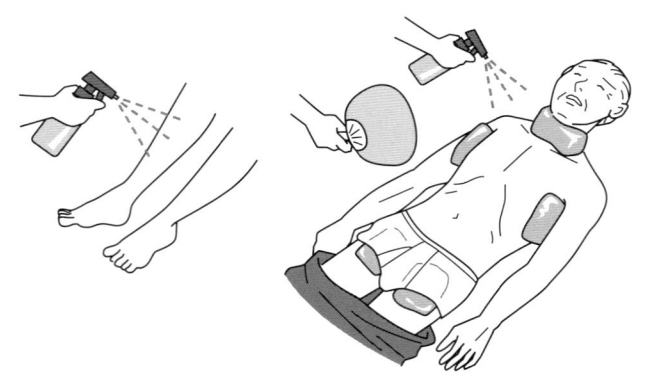

図 4-8 熱中症の応急手当のポイント

ももの付け根などに当てる。ただし，急な冷やし過ぎに注意する（図4-8）。

③（意識があるとき）水分や塩分の補給をする：熱疲労や熱けいれんといった大量に汗をかいたときには，失われた塩分を適切に補給するとよい。ただし，嘔気や嘔吐がある場合は，胃腸の動きが鈍っているので無理に水分を補給しない。

④医療機関へ運ぶ：意識がもうろうとしているなど熱射病が疑われる場合には，危険な状態と判断して救急車を呼び，一刻も早く体温を下げる手当てをする。

3 熱中症の予防

急に気温や湿度が上がった，日差しが強い，身体が暑さに慣れていない，疲れがたまっているときの激しい運動などで熱中症の危険が高まる。特に乳幼児や高齢者は，高温多湿な室内や自家用車の中でも発症するので注意する。

①暑さ対策をする：日傘・帽子を用いて強い日差しを避ける。涼しい軽装，吸湿性・通気性のよい服装を選ぶ。屋外では，打ち水，日陰をつくり，環境への対策を行う。

②こまめな水分補給をする：汗をかいた分，スポーツ飲料，塩分を0.1～0.2％ほど含む飲み物を補給する。塩飴をなめるのも効果的である。

③環境条件に適した運動と休息：運動や作業を開始する前，休憩中，終了後の十分な休息と水分の補給を行う計画を立てる。長時間，急激な運動や作業は避け，体調不良のときには無理をしない。また，WBGT（暑さ指数）を運動時の熱中症予防に役立てることが推奨される（表4-11）。

熱中症の誘因
①気温の上昇。
②日差しなど輻射熱の強さ。
③湿度の上昇と皮膚での発汗の低下。
④運動による体温上昇。
⑤暑さ慣れしていないこと。

輻射熱
日差しの強さのこと。気温が高くない日でも，日差しが強ければ，輻射熱を受けて熱中症を起こす危険がある。

食塩水の作り方
1Lに1～2gの食塩を入れる。

WBGT（暑さ指数）
温熱環境を総合的に評価する指標である。気温，気流，湿度，輻射熱の4要素を組み合わせて測定し温熱環境を総合的に評価する指標である。

表4-11 熱中症予防のための運動指針

WBGT（℃）	湿球	乾球	熱中症予防のための運動指針	
－31－	－27－	－35－	運動は原則中止	特別の場合以外は中止
－28－	－24－	－31－	厳重警戒 激運動中止	激運動，持久走は避ける。積極的に休息をとり，水分補給。体力のない者，暑さに慣れていない者は運動中止
－25－	－21－	－28－	警戒 積極的休息	積極的に休息をとり，水分補給。激しい運動では，30分おきぐらいに休息
			警戒 積極的休息	死亡事故が発生する可能性がある。熱中症の徴候に注意。運動の合間に水分補給
－21－	－18－	－24－	ほぼ安全 適宜水分補給	通常は熱中症の危険は小さいが，適宜水分補給を行う。市民マラソンなどではこの条件でも要注意

（日本体育協会，1994より作成）

3 やけど

やけど（熱傷）は，熱によって組織が損傷を受けることである。すぐに冷やすことで皮膚の炎症を抑え，細胞の死が深い組織まで届くのを食い止め，痛みも軽減される。応急手当は早いほど，重症化を防ぐことができる。

1 やけどの症状

やけどは，ときがたってから水ぶくれ（水疱）になることがある。油断せずに経過を見守り，病院へ行くべきか，その深さと広さで判断する。

（1）やけどの深さの判定（表4-12，図4-9）

やけどの深さによってⅠ度，Ⅱ度，Ⅲ度に分類される。表面の皮（表皮）だけが赤くなりヒリヒリ痛む程度の浅いやけどを，Ⅰ度熱傷という。熱いと思ったら，すぐにも痛みがやわらぐまで根気よく冷やすことで，傷痕も残らずに治すことができる。

真皮にまで及び，水ぶくれをつくるやけどを，Ⅱ度熱傷という。

毛根や汗腺にまで及ぶ皮下組織の深いやけどをⅢ度熱傷という。水ぶくれはできず，皮膚は白や黒く焦げた色になり，痛みは感じない。

> **Ⅰ度熱傷**
> 表皮熱傷ともいう。日焼け，熱湯，油が飛んだなど。
>
> **Ⅱ度熱傷**
> 真皮熱傷ともいう。
>
> **Ⅲ度熱傷**
> 全層熱傷ともいう。

表4-12　やけどの深さによる分類

	深さ	外見および症状	治療
Ⅰ度	表皮内	発赤（水疱なし），ヒリヒリ痛む	家庭で治療可能，数日で治癒，瘢痕なし
Ⅱ度	真皮内	時間が経つと水疱が生じる	家庭または病院で治療
	浅い真皮	強い痛み，灼熱感	1～2週間
	深い真皮	痛みの鈍麻	3～4週間
Ⅲ度	皮膚全層	著しい痛み，黒い炭化・深紅色・蒼白・羊皮紙様など，痛みがない	病院へ運ぶか救急車を呼ぶ，自然治癒なし，数週間以上かかる

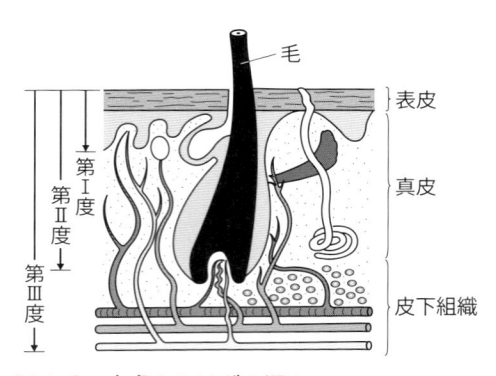

図4-9　皮膚とやけどの深さ

（2）やけどの広さの判定

やけどを負った人の手のひらのサイズを基準（体表面積の1％）に，「9の法則」「5の法則」（図4-10）を目安に面積を見積もり，やけどの広さに対する重症度の判定を行う。目安は，やけどが体表面積の1％以上であれば病院へ連れて行く。大人の場合体表面積の20％以上，子どもや高齢者では10％以上で重症と判断し，救急車を呼ぶ。しかし，やけどの面積が小さくても，子どもや高齢者はときに重症となることがあるので，迷ったら必ず受診する。

> **Ⅱ度熱傷の場合**
> 十分冷やした後に，やけどが真皮に及び，広さが手のひらサイズの半分（体表面積の0.5％）であれば，病院を受診して治療することが望ましい。

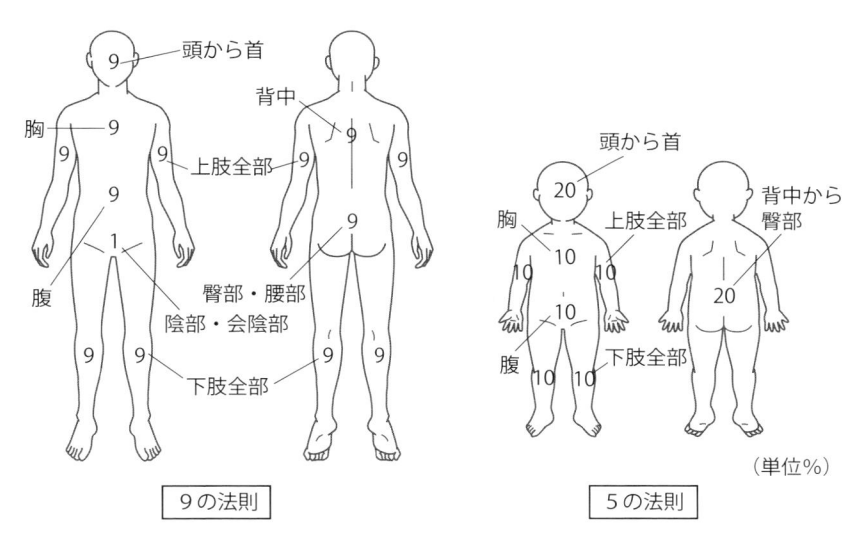

図 4-10　やけどの広さによる重症度の判定方法

2 やけどのときの応急手当（表 4-13）

やけどした部分だけを冷やすことが必要となる。乳幼児は，冷やし過ぎると体温が急に下がって内臓の機能に支障をきたす恐れがあるので注意する。顔に熱を受けて，鼻毛のこげ，咽喉が赤くただれるなど気道熱傷が疑われる場合には，大至急救急車を呼んで病院に連れて行く。

やけどの民間療法
民間療法としてみそや油などの塗布は，化膿や傷痕が残る恐れがあるので行ってはならない。

表 4-13　やけどの手当て

種類	手当ての手順
小範囲（手足など）	①水道水など流水で 15 分以上冷やす
	②ガーゼなどで覆って水ぶくれは破れないようにする
	③必要に応じて病院を受診する
広範囲（腹など）	①やけどの程度を判断して 119 番に通報する
	②無理に脱がさず衣服の上から水をかけて冷やす（10 分以内。冷やし過ぎ注意）
	③濡らしたシーツでやけどした部分を覆う
	④速やかに病院に運ぶ
化学薬品	①衣服や靴などを早く取り除く
	②身体につく，眼に入った場合は水道水などで 20 分以上洗い流す
	③眼の場合は絶対にこすらずきれいなガーゼなどで被覆して病院に運ぶ
	④原因となった化学薬品による二次災害に注意する。特に粉末の薬品（生石灰，マグネシウムなど）は水で洗わず，たたいて落として病院に運ぶ

4 凍　傷

氷点下の低温に曝されて身体の一部の組織が凍結することにより生じる傷

害を，凍傷という。凍傷はしもやけとは違う。スキーやスケート，または冬山の登山で長時間寒冷に曝された，酔って路上で寝てしまった，溺れた，スポーツをしているときのアイシング，ドライアイスを素手でつかんだなど，凍傷の危険性は生活のなかに潜んでいる。

1 凍傷の特徴的な症状

凍傷は第Ⅰ〜Ⅳ度に分類される（表4-14）。表皮に限局したかゆみから，深部にまで及び切断を余儀なくされるものまである。やけどとは違って，受傷時が軽度でも，ゆっくりと進行性に症状が悪化していく特徴がある。

表4-14 凍傷の分類と特徴的な症状

分類	分類	深度	症状	経過
表在性凍傷	Ⅰ度	表皮	加温後灼熱痛，発赤，腫れ，むくみ，かゆみ	5〜7日で治癒
	Ⅱ度	真皮	紫色，加温後充血，痛み，むくみ，水疱形成，化膿しやすい	2〜4週間ほどで治癒
深部凍傷	Ⅲ度	皮下組織	黒紫色，壊死，潰瘍，感覚がない	自己治癒はできない，手術の適応
	Ⅳ度	筋骨	黒紫色，筋や骨に及ぶ広範囲な壊死，潰瘍	切断・植皮などの手術が必要

2 凍傷時の応急手当

まずは傷病者を暖かい場所に移して，救急車を呼び，以下の手当てをする。
① 濡れた衣服，靴下，手袋を脱がせ，乾いた毛布や衣服で覆って体温の低下を防止する。
② 締め付けているものや圧迫しているものをほどいて血流を改善する。
③ 患部を急激にマッサージしたり擦ることは禁忌，足には体重をかけない。
④ 手足では，38〜40℃のぬるま湯で15〜30分ほどかけてゆっくり温める。
⑤ 温かい飲み物，スープ，特に砂糖水を飲ませて血糖値を上げる。
⑥ 進行性に悪化していくので，患部を布やガーゼで包み，病院へ搬送する。

応急手当で体温が上昇すると痛みが出ることがあるが，体温を上げることを優先する。また，末梢血管が拡張するため，ショック症状が現れることがあるので注意する。

5 動物による外傷（刺咬症）

動物が身近な存在となり，咬まれたり，引っ掻かれる事故が多くなっている。イヌ以外に，さまざまな飼育動物の逃走中に遭遇することも多い。動物

の口の中にある雑菌による感染，破傷風，敗血症，B型肝炎などが心配される。

1 動物に咬まれたときの症状

①イヌ：大型犬などに咬まれると，挫滅創になることがある。子どもを襲った場合，首のあたりを咬むため，重症を負い致死的になる場合もある。

②ネコ：ネコに咬まれた場合，感染を起こしやすい。ネコひっかき病では，傷口の周囲の腫れ，リンパ節の痛み，発熱などがみられる。日本ではネコの20％がこの菌を保菌しているといわれている。

③毒ヘビ：毒ヘビに咬まれると1対の牙痕が残り，毒が体内に入ると傷周辺が痛み出し，広範囲にパンパンに腫れあがり，ものが二重に見えるなどの全身症状が出る。

④ハチ：刺された部位の痛み，発赤，腫れ，場合によっては，アナフィラキシーによる全身違和感，くしゃみ，皮膚紅潮，腹痛，呼吸困難，血圧低下が全身に起こってくる。

2 動物による刺咬症時の応急手当

①水道の流水で石けんを使って傷口を丁寧に洗い流す。
②傷口を周囲から強く圧迫して血液をしぼり出すようにする。
③傷が深く，出血しているときは，清潔なタオルやガーゼで圧迫止血する。
④腫れが強くなってきたときには患部を冷やして，痛みや腫れをやわらげる。
⑤傷が小さくても感染の可能性があるので，必ず病院で治療を受ける。
⑥咬まれた動物に飼い主がいるのかを確認し，野良イヌなど野生であれば保健所に届ける。

⑥ 高山病

高山病は山酔いともいい，高所の低気圧の環境に身体が順応できずに起こる。気圧が低下し，身体に取り込む酸素が減り，急速に低酸素血症に陥ることが原因である。高地に到着後6〜48時間で呼吸，脳や神経に異常が起き始め，重症になると肺水腫や脳浮腫を起こす。近年，気軽に登山に出かける人が増加し，登山による事故が増えているので，予防を心がけたい。

1 高山病の特徴的な症状

高山病は，急性高山病，高地脳浮腫，高地肺水腫に大別されている。
急性高山病では，海抜2,500 m以上の高所に短時間で移動した場合に，

イヌによる咬症事故
環境省によると，イヌに咬まれた事故の件数は，4,383件（平成22年度），野良イヌや放し飼いのイヌの事故も少なくない。

挫滅創
咬まれて，皮下組織や筋肉以外に神経や血管も押しつぶされて生じる損傷。

ヘビに咬まれたときの手当て
毒が回らないように安静にしつつ，咬まれた部位より心臓に近い部位を軽く縛って，血の流れを抑え，毒が身体中に回るのを防ぎ，毒を吸い出し，冷やして病院に運ぶ。

サルに咬まれたときの手当て
サルに咬まれた場合は5分以内に，即座に傷口を洗浄する必要がある。

高山病が起こるとき
登山やトレッキングだけでなく，飛行機，ケーブルカーやバスなどで高い所に移動することにより起こる。

脳浮腫
脳に水分が異常に増え，脳の一部または全体がむくんで腫れた状態。頭部外傷，脳出血，脳梗塞，脳腫瘍，脳炎など，さまざまな原因で起こる。

肺水腫
肺の血管外の水分量が異常に増えた状態。肺の血管内から漏れ出る水分の処理能力を超えると起きる。急性心筋梗塞，心臓弁膜症などの心臓の病気，重症頭部外傷やくも膜下出血などの脳の病気，窒息，溺水，高山病などでみられる。

到着後6〜12時間で軽症〜中等症の症状（表4-15）が現れ，2〜3日でピークとなり，4〜5日で消失する。さらに3,500 m以上の高所では，ほとんどの人が症状を自覚し，そのうち10%が重症化するといわれている。

高山病を疑うチェックポイントは，必発する頭痛があるかどうか，海抜2,500m以上の高所に到着してからどれくらいの時間で発症したか，次に，食欲や嘔気・嘔吐などの消化器症状，疲労や脱力感，めまい，ふらつき，不眠の有無をチェックする。さらに，意識障害，呼吸障害の所見があれば，直ちに低地への移動などを決断しなければならない。

表4-15 高山病の重症度評価

重症度	脳・精神症状	呼吸器・循環器症状	消化器症状・その他
軽症	頭痛，不眠	体動時息切れ，空咳，頻脈	食欲低下，顔面浮腫
中等症	激しい頭痛，運動失調，不眠，意欲減退，倦怠感，筋力低下	安静時息切れ，呼吸困難，咳，痰，頻脈	嘔気・嘔吐，尿量減少，下腿浮腫
重症	運動失調，意識障害，昏睡	チアノーゼ，喘鳴，血性泡沫状痰，起坐呼吸，努力呼吸，頻脈	嘔吐，摂食不能，尿量減少，全身浮腫

2 高山病のときの応急手当

早期対応が大切である。軽症の症状がみられたら高度を上げずに安静を保つ。症状の改善がみられなければ酸素吸入をして，低地への移動をする。呼吸障害があれば，起坐位にして呼吸を楽にして保温する。重症になると，緊急移送の救助が必要になる。

3 高山病の予防

既往のある人は3,000 m級以上の高山への登山は避け，時間をかけてゆっくり登り，タバコ・アルコールは控え，適当な栄養補給と水分補給，保温，十分な休養をとる。

7 潜水病

潜水病とは，スキューバダイビングや潜函作業などにおいて，水中から急激に浮上するときに水圧が急激に減少することによって起こる，減圧障害である。10 m以上潜水して短時間で水面に浮上すると，血中窒素が気泡化し，空気塞栓などを生じることが原因である。潜水時間や潜水深度が大きいほど発症しやすい。近年，スキューバダイビングに対する人気から，発症者が多くなっているが，海水浴とは違うことを認識しておく必要がある。

1 潜水病の特徴的な症状

潜水病における減圧障害の症状は，皮膚症状，筋肉・関節症状や全身倦怠感の症状が出るタイプと，神経症状，めまいや嘔気・嘔吐などの内耳にある聴覚前庭の症状，呼吸器や循環器に現れる症状など複数にわたる。空気塞栓は，潜水して浮上後10分以内に症状が現れる特徴がある。この場合，意識障害やショック，胸痛などが初期の症状として現れることが多く，生命に関わることもある（表4-16）。

観察のポイントは，①潜水から急速に浮上したかどうか，②浮上した後症状の出現までの時間経過，などである。10分以内の発症であれば，空気塞栓症を疑う。

表4-16 減圧障害の症状

タイプ	症状
皮膚	皮膚発赤，じんましん様丘疹，かゆみ，むくみ
筋骨格系	関節痛，筋肉痛，しびれ感
神経系	頭痛，けいれん，意識障害，脱力，麻痺，感覚障害，視力低下，失語症，腰背部痛，四肢麻痺，感覚障害，尿閉，失禁
内耳系	めまい，聴力低下，耳鳴り，嘔気・嘔吐
呼吸器・循環器系	呼吸困難，チアノーゼ，胸痛，咳，喘鳴，血性の痰，ショック，心肺停止
空気塞栓症	意識障害，呼吸困難，気胸，喀血，チアノーゼ，ショック，腹痛，心肺停止

尿閉
膀胱内に溜まった尿を排出できない症状。

2 潜水病のときの応急手当と予防

直ちに救急車を呼び，高気圧酸素治療装置があり，緊急時に再圧治療を実施できる救急医療施設に搬送する必要がある。場合によっては県域を越えて救急ヘリコプターで移送する必要がある。そのため，潜水に必要な知識の理解や技術のトレーニングを積むこと，単独行動は避け熟練者の同行を得ること，万が一の場合に対応できる救急体制を確かめておくことが望ましい。

8 乗り物酔い（動揺病，加速度病）

乗り物酔いとは，バス，飛行機，電車，船などの乗り物に乗っているときの振動，加速や減速の刺激と眼からの刺激により，自律神経やホルモンのバランスが崩れて嘔気や嘔吐などの症状が現れる状態のことである。医学的には動揺病，または加速度病という。

1 乗り物酔いの特徴的な症状

あくび，生つば，めまい，冷や汗，顔面蒼白，嘔気・嘔吐などの症状が現

れる。

❷ 乗り物酔いのときの応急手当

乗り物酔いの症状を訴えたら，衣服をゆるめ，窓を開けて新鮮な空気に触れさせるとともに換気を図る。さらに，乗り物内でできるだけ動揺の少ない場所に移動したり，身体を進行方向と平行に寝かせる。嘔気があるときには我慢をしないように伝え，吐かせるようにする。酔い止めなどの薬があれば，症状が出てからでも薬を飲ませる。できれば，乗り物から離れて休憩を入れると軽快する。

❸ 乗り物酔いの予防

乗り物酔いにならないためには，何より予防対策が重要である。食事や睡眠，衣服を整え，安心して乗り物に乗れるような事前の準備をして，ゆったりとした気分で乗り物に乗ることが第一である。さらに，乗り物内では，振動や加速に対する動揺を最小限にする工夫をする。遠くを見ることで眼から入る刺激を小さくし，頭の位置を安定させて動揺を避け，不安感がつのらないようリラックスするようにする（表4-17）。

表4-17 乗り物酔いの予防

1. 脂肪分の多い食事を摂らない
2. 空腹はだめ。食べ過ぎず，適度な食事を
3. 乗る前に排便をすませる。便秘は要注意
4. 厚着をしない
5. 寝不足は大敵。前日は十分に睡眠をとる
6. きついネクタイやベルト，身体を圧迫する下着は避ける
7. 乗り物内で読書しない。なるべく遠くの景色を眺める
8. 後ろ向きの座席を避け，進行方向が見える前のほうに座る
9. 気分をリラックスさせ，呼吸は深くゆっくりと
10. 不安が強い人は，事前に酔い止めの薬を服用する
11. 乗り物内では，頭をぐらぐら揺らさない
12. 気分が悪くなったら，早めにシートを倒すか横になる
13. 窓を開けて風を浴びる。船なら甲板に出て空気を吸う

（石井正則：乗り物酔いに勝つための13ヶ条．乗り物酔いホームページより引用）

⑨ 異 物

> **異物の好発年齢**
> 眼の異物は，どの年齢層にも起きやすい。子どもは，鼻・気道・消化管異物，高齢者は，脳血管疾患の後遺症や加齢による嚥下機能低下で気道異物が起こりやすい。

身近にあるちょっとした異物が，刺さるなどの危険は日常生活のなかに多く存在する。無理に取ろうとすればするほどなかなか取れずに奥に入り込んでしまうことがある。傷口は小さくわかりにくいことが多いが，木のささくれや植物のとげ，金属の小破片，小さな虫など，化膿する場合もある。ガラス片は化膿しにくいが中に入ったままで割れると取り除きにくい。特に，古

釘や土のついたものなど清潔でないものが刺さった場合には，破傷風菌の感染に気をつけなくてはならない。予防接種の普及で破傷風はまれとなったが，死亡率の高い危険な病気であるので，場合によっては病院での処置が必要となる。

1 異物による刺傷時の応急手当

（1） 皮膚の異物（棘など）

①刺さった直後であればあるほど穴が残っているため，穴がふさがって取りにくくなる前に，棘の場所を見つける。

②家庭にある毛抜きで，5円，50円硬貨の穴の部分を棘が刺さっている部分に強く当て，棘の端が出るようにして，抜いてみる。

（2） 眼の異物（鉄粉などの金属片，ゴミ，木片，虫，コンタクトレンズなど）

①数回まばたきをして，涙と一緒に洗い流してみる。取れないときには清潔な洗面器に水を入れて顔をつけまばたきをするか，やかんにくんだ水道水を流して洗う。

②異物が眼に刺さっている場合，ガーゼなどで眼かくしをして，眼科を受診する。

③鉄粉は失明の危険があるので，眼に刺さったまま取らずに受診する。

④化学薬品は大量の水道水で洗顔した後に必ず受診する。

（3） 耳の異物（マッチ棒や耳かきの先端，ハエ・カなどの昆虫，豆類，果実の種，水など）

①耳を下に向けて，耳を後ろ上方に引っぱりながら頭の反対側をとんとんとたたく。

②水などの異物の入った側の耳を下にして，片足でとんとんと跳ねる。

③虫の場合は，暗い場所で耳を後ろ上方にひっぱり，懐中電灯の光で虫を誘い出す。

（4） 鼻の異物（ボタン，ボタン電池，ビーズ，豆類，おもちゃなど）

強い臭いの鼻汁が出ているときは，鼻腔異物を疑う。ナッツ類など不飽和脂肪酸を含んでいるものは炎症のもとになるので，早急な対応が必要である。家庭で異物の手当てをしても取り出せないときには，専門医を受診する。

①詰まっていないほうの鼻孔をふさいで口を閉じ，詰まっているほうの鼻から勢いよく息を吹き出す。

②つまみ出せそうなとき以外は，鼻腔を傷つける危険性があるため，無理に取ろうとしない。

異物となりやすいもの
ピーナッツなどの豆類，果実などの種，魚の骨，飴，餅，ワカメ，麺類，碁石，硬貨，ボタン，ボタン電池，入れ歯，風船，ビニール袋，金属，おもちゃ，ビー玉，など。

10 窒　息

　口から肺までの空気の通り道である気道のどこかが，何らかの原因で詰まって呼吸ができなくなった状態を窒息という。小さな子どもでは，首にひもが巻きつく，布で口がふさがる，ビニール袋をかぶるなど，口から入ったものが気道に詰まり気道をふさいでしまう（めやすは3歳で直径39 mmの円の中を通るもの，図4-11)[2]) 場合がある。高齢者では餅を詰まらせることが多い。喉にものを詰まらせないための注意が大切である。

1 窒息の特徴的な症状

①部分的な気道閉塞の場合：咳き込み，狭窄音，喘鳴，痛みなどが現れる。
②完全な気道閉塞の場合：もがき苦しむ，声がでない，チョークサイン（図4-12）が現れる。息が止まったまま処置をしないと，意識消失し心停止に至る。

2 窒息のときの応急手当

①意識があって咳ができるときは，勇気づけてできるだけ咳を続けさせる。
②異物を吐き出せずに咳が弱まってきたら，背中をたたく（背部叩打法，図

小さな子どもにとって直径39 mmの円を入り口に，この筒の中に入るものは窒息の恐れがある

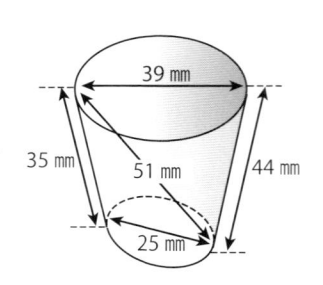

図4-11　3歳児の開口時の最大口径

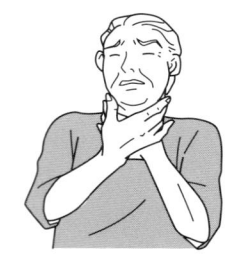

図4-12　チョークサイン

肩甲骨の間を4~5回，強く素早くたたく

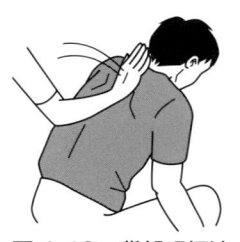

図4-13　背部叩打法

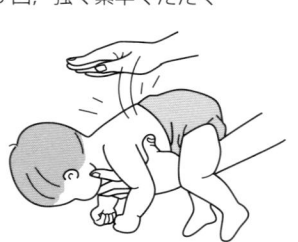

図4-14　腹部突き上げ法
　　　　（ハイムリック法）

4-13)，または腹の上の部分を圧迫（腹部突き上げ法，ハイムリック法，図4-14）する。
③乳児の場合は，救助者の腕や太ももにうつぶせでまたがらせ，片方の手で子どもの下顎を支えて，もう一方の手のひらの根元で，肩甲骨の間を4～5回，強く，素早くたたく（図4-13）。

11 急性中毒

化学物質

日常生活のなかで化学物質が使われる機会が多くなり，急性中毒が増加している。中毒を引き起こす可能性がある化学物質は約6万種類あり，これらを含んだ商品は数十万種類になるといわれている。日本中毒情報センター（JPC）の受信報告によると，原因となるものは，家庭用化学製品や薬の誤使用が多い。その内訳は，表4-18のとおりである。

表4-18　急性中毒の原因となる化学物質

分類		原因となるもの
家庭用化学製品		化粧品，タバコ関連品，洗浄剤，殺虫剤，文具・美術工芸用品，芳香剤，消臭・脱臭剤など
医薬品	医療用医薬品	解熱鎮痛消炎剤，外皮用剤，循環器官用薬など
	一般用医薬品	呼吸器官用薬，外皮用薬など
農業用品		殺虫剤，除草剤など
自然毒		植物，咬刺傷など
工業用品		炭化水素類，ガス・蒸気など
食品，ほか		食品，水泳プール・飼育水槽用品など

1 化学物質中毒の特徴的な症状

化学物質の種類によってさまざまである。

2 化学物質中毒時の応急手当

①意識があれば，飲み込んでから2～3時間以内までに水を飲ませて口の奥に指を入れて内容物を吐き出させる。
②皮膚に付着したり，眼についた化学物質は，水道水などで洗い流す。
③意識や呼吸の容態が悪ければ，救急車を呼び，気道確保や保温をする。
④とっさのときに処置の仕方を教えてくれる電話相談を利用する。

急性中毒事故の特徴
約90％以上が自宅自室で発生し，患者の年齢層は，1歳未満，次いで1～5歳が大半を占め，そのほとんどが口から摂取している。問い合わせ時刻のピークは，午前9～10時台と午後6時台となっている。

日本中毒情報センター
日常遭遇する中毒の起因物質について正確な情報を得るために問い合わせることができる。

牛乳を飲ませてはいけない場合
・防虫剤
・石油（灯油，ガソリン，シンナー，ベンジンなど）→身体への吸収を多くしてしまうため。

吐かせてはいけない場合
・意識がないとき，けいれんを起こしているとき→嘔吐物での窒息を起こすことがあるため。
・強酸，強アルカリを含む製品（洗剤，漂白剤など）→食道の粘膜がただれてしまうため。

3 化学物質の中毒の予防

①子どもの中毒の予防

子どもは予想もつかない行動をとり，興味を引くものは何とか手に入れようと工夫して，大人が目を離したすきに事故を起こす特徴がある。普段から畳や床の低い位置など，子どもの手の届く場所には化学製品を置かないようにし，整理整頓を心がけることが大切である。

②高齢者の中毒の予防

高齢者では，もの忘れなどうっかりすることがある。薬などは，いつも決まった場所に置くようにし，容器に移し変えるのは間違いのもととなるのでしてはいけない。ラベルも剝がさず，中味がわからないものは捨てるほうが安全である。薬の種類が増えて複雑になる場合には，1回分ずつ小分けにするか，家族が与えるようにするのが望ましい。

③農作業および植物における中毒の予防

農作業をする場合には，慣れたと思っていても保護を怠らず，マスクや手袋をして，薬品を吸い込んだり皮膚から吸収されて中毒に陥らないようにする。化学物質は混ざり合うと有毒ガスを発生することがあるので注意する。また，植物毒についても注意が必要である。観葉植物には有毒なものが多い。季節によって山菜や野草，きのこを採ってきて食べる機会があるが，食用と毒草は似ているものがあるので，注意する。

> **中毒を起こす観葉植物**
> カラー，ポトス，セロームなど。

アルコール

お酒の一気飲みなどが原因で，血中アルコール濃度が急激に上昇しアルコールの分解が追い付かないことで急性アルコール中毒となる（表4-19）。反応の有無をみて嘔気があれば吐かせて落ち着かせる。その後，①酔いがさめるにつれ急速に熱が失われることに対する保温，②お酒の大量摂取後の尿量による脱水状態に対する水分補給をする。意識がはっきりしないときは，医師の診察を受ける。

表4-19 アルコール（エタノール）の血中濃度と症状

50～（mg/dL）	顔面紅潮，頻脈，多幸感，多弁，身体のふらつき，歩行障害
100～	千鳥足，ろれつが回らない，記憶障害，泣き上戸など
200～	運動失調，嘔吐
300～	昏睡，呼吸抑制

ガス中毒

暖房の不完全燃焼による一酸化炭素中毒が原因で酸欠に陥ると，①頭痛，

倦怠感，めまい，嘔気・嘔吐など，②強い虚脱感，呼吸や脈が速くなり意識はあっても動けなくなる，③さらに進行して意識消失，けいれん，呼吸停止に至る。①の段階で換気をし，②の段階で安全な場所かどうかを確認し，助け出す必要がある。

中毒を起こすガス
一酸化炭素のほかに，排気ガスなどの亜硫酸ガス，塩素ガス，化学兵器に使われる神経毒ガスなどがある。

食中毒

食あたりといわれ，飲食物により引き起こされる健康障害の総称である。

1 食中毒の種類

細菌性，化学性，自然毒に分類され，細菌性食中毒が9割を占める（表4-20）。

2 食中毒の応急手当

まず容態をみて，集団発生をしているかを確認し，助けを求め，必要に応じて救急車を呼び，一次救命処置を行う。また，衣服をゆるめ，楽な体位にして食べたものを聞いて確かめ，可能なら食物を吐かせて，医師にみてもらう。

食中毒で救急車を呼ぶとき
①腹痛・下痢・嘔吐
②呼吸困難
③意識がはっきりしない
④異常に興奮する
⑤唇・舌・手足にしびれがある
⑥舌がもつれる，ものが二重に見える
⑦発熱を伴う
⑧集団発生した

3 食中毒の予防

食中毒予防の3原則は，食中毒菌を「つけない，増やさない，やっつける」である。また，冷蔵庫は決して安全ではないことを知り，家庭内での発生を予防することが大切である（表4-21）。

表4-20 食中毒の種類

分類		起因するもの	特徴的な症状	潜伏期間	原因食
細菌性	感染型	サルモネラ	発熱，腹痛，粘血便	12～24時間	卵・肉類・魚介類の加工食品
		腸炎ビブリオ	下痢，腹痛，嘔吐，発熱	6～72時間	生鮮魚介類（刺身・寿司など）
		カンピロバクター	下痢，腹痛，発熱	2～5日	汚染飲料水 汚染食品類
		腸管出血性大腸菌O157	水様便，腹痛，風邪症状（血便，溶血性尿毒症症候群，脳症）	2～9日	患者の糞便
	毒素型	黄色ブドウ球菌	嘔吐，下痢，腹痛	30分～6時間	汚染にぎりめし・乳製品・カマボコ
		ボツリヌス菌	複視，眼瞼下垂，発声・嚥下・呼吸障害	10～40時間（大きな開きあり）	いずし，缶詰・真空包装食品

（つづき）

分類		起因するもの	特徴的な症状	潜伏期間	原因食
細菌性	毒素型	セレウス	激しい嘔気，嘔吐反復，下痢	嘔吐型 1〜5 時間 下痢型 8〜16 時間	焼飯，スパゲッティー，ピラフなど
化学性		重金属（水銀，鉛，カドミウム）など	急性中毒 慢性中毒症状	※事例：ヒ素ミルク中毒，米ぬか油PCB 混入事件，ヒ素混入カレー事件	
自然毒	動物性	フグ その他：カキ，アサリ	唇・舌・手指のしびれ・麻痺，嘔気，嘔吐，呼吸困難，意識障害	30 分〜3 時間	
	植物性	毒キノコ　など その他：植物毒，カビ毒	腹痛，嘔吐，下痢，けいれん，暴れる・興奮するなど	1〜2 時間	

表 4-21　食中毒予防のポイント

①清潔に保つ：こまめな手洗い（調理前・中，トイレ後），ふきん・まな板の加熱・洗浄・消毒
②生の食品と加熱済み食品とを分ける：別容器保存，冷蔵庫 10 ℃以下，冷凍庫 −15 ℃以下に維持，冷蔵庫に入れるのは庫内容量の 7 割程度，調理器具は分けて使用
③よく加熱する：肉・魚・卵類は特に，中心部分の温度が 75 ℃で 1 分以上が目安，調理済み食品は再加熱，電子レンジは均一に加熱されるように
④安全な温度に保つ：調理済み食品は室温で 2 時間以上放置しない，保存は素早く冷却する（5 ℃以下が理想的），食べるときまで熱い状態を保つ（60 ℃以上に維持），冷凍食品の解凍は室温でしない
⑤安全な水と原材料を使う：安全性・消費期限の確保，生で食べる野菜などはよく洗い皮をむく

12 溺　水

溺水とは，水が入ることにより気道が閉塞し，窒息状態になったものをいう。これは，水が気道内を満たすことによる湿性溺水と，水が入った刺激による喉頭けいれんで換気が停止することによる乾性溺水とがあり，後者は小さな子どもに多い。子どもの死因の 1 位である不慮の事故のなかで溺水の事故の発生率は高い。子どもは少しの水深でも溺れることを知って，未然に防ぐことが大切である。一方で，大人や高齢者では，心臓麻痺などによる溺水もある。

1 溺れている人の救助

①溺れている人を見つけたら，大声で助けを呼び，直ちに，119 番通報，または海上では 118 番通報をする。
②浮き輪など，つかまって浮くことができそうなものを投げ入れる。
③ロープ，棒，タオルなど長い物を投げ渡して，岸に引き寄せる。水深が腰

溺水の原因
・海や川，プールでの事故。
・浴槽の残り湯で溺れた。
・入浴時の事故。
・洗濯機を覗いて転落した。
・便器を覗いて転落した。
・10 cm の水深のビニールプールで溺れたなど。

救助の原則
安全に救助するため消防隊などの専門家に助けを求めること。

までの深さ程度であれば，救助して，水中から引き上げるが，水の流れがあり，水底が見えない場所には入らない。

2 溺水のときの応急手当

溺水した人を引き上げて，素早く手当てをすることで生命を救うことを目的とする。
①濡れている衣服を取り除き，毛布などで全身をくるみ必ず保温をする。
②呼吸の有無を確認する。
③十分な呼吸がなければ，一刻も早く一次救命処置を開始し，救急隊に引き継ぐ。
④十分な呼吸があれば，喉に詰まっているものを取り除く。

3 溺水を防ぐために

家庭内での不慮の事故死 14,249 人（2010 年度）は毎年増加しており，溺水は3割と一番多く，そのほとんどが浴槽内で起きている。お風呂の水を抜いておくなどのちょっとした注意が，事故死を防ぐことにつながる。

6 急変時のケア

1 疼　痛

1 頭　痛

　突然に発症し，今まで経験したことがないような激しい頭痛の原因としては，くも膜下出血や脳内出血などの頭蓋内出血が代表的で，緊急受診が必要である。意識障害を伴うことも多く，頭蓋内圧が亢進しているため嘔吐しやすい。細菌やウイルスによる髄膜炎も急激に発症することがある。後述する急性緑内障発作も頭痛を伴うことがある。

2 眼　痛

　緑内障で眼圧上昇が急激な場合には嘔気・嘔吐などの消化器症状や頭痛を随伴することがある。

3 胸　痛

　胸痛の原因のなかでは，心筋への急激な血流減少や途絶に起因する心筋梗塞をはじめとする急性冠症候群，大動脈壁に亀裂が入り破裂や臓器血流障害の危険がある急性大動脈解離，太い肺動脈が血流に乗って流れてきた血の塊（塞栓）によりふさがれる肺梗塞などが生命予後に関わる代表的な疾患である。いわゆる心臓神経症といわれる胸痛を主訴とする不安症やうつ状態も頻度が高い。肺炎や胸膜炎も疼痛を起こす。

4 腹　痛

（1）腹部臓器の病変による腹痛

　食道下部から直腸までの消化管，肝臓，胆管，胆囊，膵臓などの消化器官，腎や尿管，膀胱，女性生殖器が，炎症や潰瘍，結石による物理的刺激などにより腹痛を起こす。女性生殖器では子宮外妊娠，卵巣出血，卵巣腫瘍茎捻転

> **卵巣腫瘍茎捻転**
> 卵巣腫瘍が，卵巣を骨盤につなぎ止めている卵巣提索を軸として回転した状態。それにより卵巣提索の中の血管がねじれ，血流が途絶することで，壊死を起こし，激しい腹痛が起こる。卵巣嚢腫に多い。

なども激しい疼痛の原因である。また，腹部大動脈や腸骨動脈の動脈壁解離や動脈瘤の急激な拡大も腹痛の原因となる。

（2）腹部臓器以外の病変による腹痛

緑内障の発作，急性心筋梗塞，肋間神経の帯状疱疹なども腹痛として発症することがある。

5 四肢痛

帯状疱疹などの皮膚神経疾患，痛風，偽痛風，化膿性関節炎などの関節疾患，バージャー病や急性動脈塞栓症などの血管病変，坐骨神経痛や椎間板ヘルニアなどの神経病変，骨髄炎などの骨組織の急性炎症病変などが急激な疼痛を起こしうる。

偽痛風
ピロリン酸カルシウム結晶に誘発された関節炎。尿酸ナトリウム血症による痛風と症状が似るが，治療薬が異なり，高齢者に多く，膝関節に多い。

2 麻痺と意識障害

意識障害は「ぼんやりして，受け答えが何となくはっきりしない」程度から，「強い痛刺激を与えても反応しない」までさまざまな程度で発症するが，いずれも迅速な受診が必要である。身体の片側の麻痺を伴う場合には脳出血が多い。

くも膜下出血やてんかん，ウイルスや細菌による脳炎や脳症，外傷性頭蓋内出血も意識障害を起こす。

糖尿病では高血糖やその治療による低血糖，肝機能不全や腎不全などの臓器不全，鎮静薬，抗不安薬，入眠剤の過量服薬や，急性エタノール中毒なども意識障害の原因となりうる。

3 けいれん

けいれんの原因としては，特発性や外傷後のてんかんが多いが，脳腫瘍，脳出血，脳梗塞，脳炎や髄膜炎，薬物やアルコール中毒によるものもみられる。

4 ショック

急な血圧の低下と微弱な脈拍が出現し，多くの場合に立位を保つのが困難で，顔面や皮膚の蒼白，冷や汗，悪心・嘔吐が出現し，意識がもうろうとなる。主な病態を以下に示す。

1 心原性ショック

心臓が全身の臓器へ必要な血流を供給するためのポンプ機能が，何らかの原因により失われたことによる．心筋への血流が途絶える心筋梗塞をはじめとする急性冠症候群，太い肺動脈が血流に乗って流れてきた塞栓によりふさがれる肺梗塞などの疾患を原因として，頻脈や徐脈などの不整脈あるいは心停止などが出現し，これらを原因としてショックとなる．

2 アナフィラキシーショック

食物，薬物やハチ毒などの異物に対する急激な免疫反応により，血管拡張や血管内液の血管外漏出により低血圧をきたす．じんましんや喘息様の呼吸困難などを伴うことがある．

3 循環血液量減少性ショック

外傷や消化管出血などによる大量出血が原因である．

5 急変時のケア

原因が何であれ，急変直後にその場で，最優先に実施すべきは呼吸・循環の回復処置である（本章⑦救急蘇生法参照）．その後，必要に応じて後述の昏睡体位などをとらせる．

昏睡体位（回復体位，p.103 図4-18参照）は，頭蓋内出血などの意識障害を伴い，嘔吐物による誤嚥や舌根沈下による窒息をきたす危険性が高い症例や，緑内障発作や消化器疾患などにより嘔吐が予想される場合などに適用となる．

それ以外の多くの処置は医療機関での実施が望ましいので，救急車などを使用して一刻も早く受診させる．急性心筋梗塞や脳梗塞では，発症3時間以内などの早期に選択的治療を開始することにより，生命予後や機能回復が改善する．

急変の原因となった疾患で継続診療中の場合には，主治医からあらかじめ指示された救急処置，たとえば糖尿病における低血糖発作時の糖類の緊急経口摂取，アナフィラキシーショックにおける下肢の挙上やエピネフリン製剤の自己注射を行う．

昏睡体位
右半身を上にして倒れている場合（左側臥位）には，右肘を屈曲，右大腿は少し前屈，右膝を屈曲し，右の肘と膝で身体がうつ伏せになることを防ぐ．左上下肢は伸展させたままにする．頭部は軽度後屈させて低く保つ（日本救急医学会HP http://www.jaam.jp/index.htm）．

7 救急蘇生法

1 救命処置

　病気やけがにより突然心臓が停止するような状態になったときに，そばに居合わせた一般市民が行う救急蘇生法は，一次救命処置と応急手当である（図4-15参照）[3]。

　救命の可能性は時間とともに低下するが，救急隊の到着を待つ数分間に市民が救命処置をすると，何もしなかった場合に比べて，2倍程度救命率が高くなる。

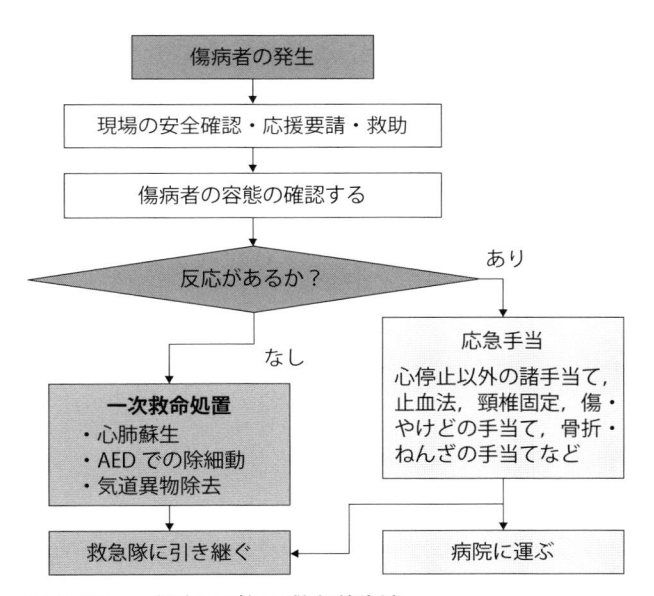

図4-15　一般市民が行う救急蘇生法

1 救命の連鎖

　現場でバイスタンダーが「救命の連鎖」を担うことで，傷病者の命が救われ社会復帰を可能にする（図4-16）。

救命の連鎖
急変した傷病者を救命し，社会復帰させるために必要となる一連の行い。

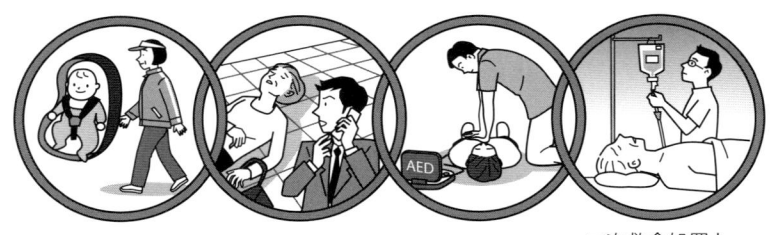

予防　　早期認識と通報　　一次救命処置　　二次救命処置と
　　　　　　　　　　　　　　　　　　　　　　心拍再開後の集中治療

図 4-16　救命の連鎖

（1）心停止の予防

子どもの外傷や溺水，窒息，大人であれば心筋梗塞や脳卒中などの原因となる生活習慣のリスクを低下させ，心停止を未然に防止することがまずは重要である。

（2）心停止の早期認識と通報

突然倒れた反応のない人に対して，直ちに心停止の可能性を認識し，119番通報をすることである。

（3）一次救命処置

市民にできる胸骨圧迫と人工呼吸を行って心臓や脳に血液を送り続け，AEDにより再び心臓が動き始め，脳への後遺症を残さないようにする。

心臓が止まると15秒以内に意識を失い，3〜4分以上そのままの状態が続くと脳の回復が困難になる。心肺蘇生をし続けて心臓や脳に血液を送り続けて，心肺再開後に脳に後遺症を残さないためにも重要である。

また，脳はエネルギーの蓄えが少なく，絶え間ない血流で補給しなければならない。脳は酸素の消費量が多く，神経細胞は一度破壊されると再生せず，後遺症を残してしまうためである。

（4）二次救命処置と心拍再開後の集中治療

一次救命処置を引き継いだ救急救命士や医師が，さらに並行して薬剤や気道確保器具などを用いて二次救命処置を行い，心臓の動きの再開と搬送先の病院での専門家による集中治療につなげて，社会復帰をめざす。

2 心肺蘇生とAED

一次救命処置のうち，心肺蘇生の方法とAEDの使用方法は「JRC蘇生ガイドライン2010」（JRC G2010）の改訂に伴い，成人も小児や乳児も同様の手順となり，より広く普及することが期待されている。

AED
（automated external defibrillator：自動体外式除細動器）
心臓が心室細動というけいれんの発作を起こしているときに，電気を流して発作を取る器械のこと。

心肺蘇生
（cardiopulmonary resuscitation：CPR）
心臓が心停止の状態になったときに，心臓のポンプの働きと，肺の呼吸の働きを回復させ命を救う手当てのこと。

2 緊急時における容態の観察の仕方

　傷病者を発見したときには様子を観察して，生命を脅かすような徴候がないか緊急度を見分け，必要な処置や手当てを判断する必要がある。

①反応をみる

　声をかけ，名前を呼び，優しく肩をたたいて意識があるかどうかの反応をみる。眼を開ける，声かけや刺激に応答する，目的のあるしぐさがあれば意識があるとみなす。

②呼吸をみる

　胸とお腹が呼吸のたびに上がり下がりするか動きをみる。普段どおりの動きがなければ，「死戦期呼吸」と呼ばれる，しゃくりあげるような途切れ途切れの呼吸があれば緊急事態と判断して，一次救命処置を開始する。反応がないが普段どおりの呼吸がみられれば，気道確保（図4-17）をして，救急隊の到着を待つ。

③出血の有無をみる

　外出血の確認は，身体の裏側やかげになっているところを見逃さないようにする。内出血は外側からではわかりにくいが，大出血で起きるショック症状がないかを確認する。

④眼をみる

　眼の中にある黒い瞳（瞳孔）にペンライトなどの光を当てて左右ともに縮まなければ脳出血など脳の損傷を疑う。

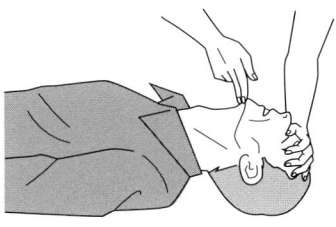

図4-17　気道確保

3 回復体位

　傷病者の呼吸を確認したときや心肺蘇生を行っている間に普段どおりの呼吸がみられた場合，目的のあるしぐさが現れた場合，傷病者が嘔吐しそうなとき，救助者が人を呼びに行くなどその場を離れるときなどに，嘔吐物での窒息を予防するために回復体位にする（次項参照）。

JRC G2010
「JRC蘇生ガイドライン2010」の略称。JRCと日本救急医療財団が立ち上げた作成合同委員会に約100名の専門医師が参加し，国際蘇生連絡委員会（ILCOR）の科学的根拠に基づく最新の情報である2010 CoSTRという国際的コンセンサスを得て作成された，市民が行う救急蘇生法である。

気道確保
喉の空気の通り道を保つ方法のこと。仰向けに寝かせて，片手を額に当てて頭を後ろに反らせて，もう一方の手を顎先に当てて上げる。乳幼児はあまり頭を反らせすぎないように気をつけること。

ショック症状
血圧が低下し，意識も鈍くなる。ショックの5Pといわれる特徴的な症状は，顔面蒼白，冷汗，脈が弱く触れにくい，虚脱（ぐったり），呼吸不全である。大出血のほかに，熱中症，心筋梗塞など心臓病，薬，ハチの毒などでも起こる。

8 患者の運搬法

1 運搬の是非の判断

傷病者の搬送が必要なときとは，危険な場所から安全な場所に避難させる場合，応急手当に不適当な場所のため傷病者の状態の悪化を防ぐために一時的に移動させる場合，直接医療機関に搬送する場合などである。

原則として，救助する人自身の安全確保が優先され，現場が安全であれば，無理に動かさずに救急車を待つ。

> **搬送の必要なとき**
> ・危険な場所：車の通り，事故車の中，火事現場，ガス事故の室内，二次災害の恐れがある場所など。
> ・応急手当に不適当な場所：狭い所，傷病者の安静を保てない浴室など。

2 安全な運搬法

移動に当たって，安静を保ち，安全かつ確実に運ぶ必要がある。誤った搬送によって，傷病者の状態を悪化させる恐れがあるので注意が必要である。

1 動かすときの一般的注意事項

①動かす前に，まずは必要な手当てを行う。
②傷病者に最も適した体位，原則希望する体位にする。
③安全かつ確実な方法を選択する。原則担架で運ぶ。
④動かすときには，動揺を極力与えず静かに運ぶ。
⑤搬送中も，傷病者の容態（顔色，呼吸，脈拍など）の観察を続ける。
⑥清潔な毛布などで保温に配慮する。
⑦傷病者に不安を与えず，安心させる言葉をかける。

2 傷病者の管理

傷病者の容態に応じて，適切な体位や保温などの管理をすることが悪化防止につながる。傷病者に楽かどうかを聞き，苦痛を与えないように安静と保温に努める（図4-18）。

15～30 cm

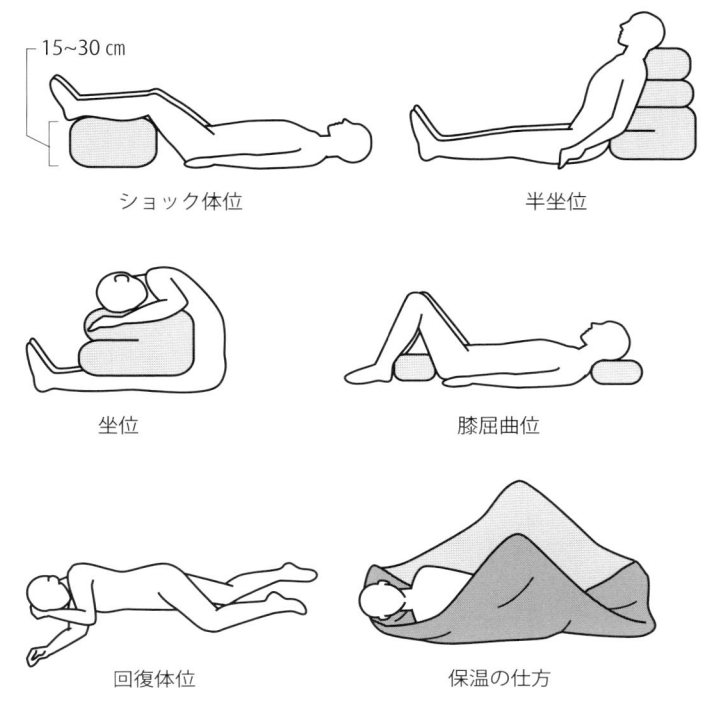

ショック体位　　半坐位

坐位　　膝屈曲位

回復体位　　保温の仕方

図 4-18　苦痛や悪化を防ぐ体位

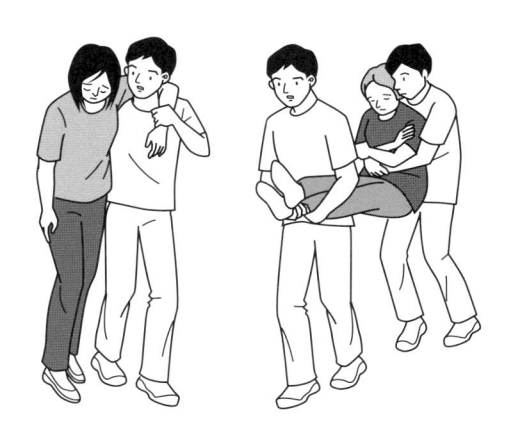

図 4-19　徒手搬送の方法

3 担架で搬送する方法

　担架での搬送は，傷病者を悪化させない重要な方法である．3人以上で足側を先にして運ぶ．階段を上がるときは頭側を，降りるときは足側を先にして移動する．頭側の人は指揮および容態の観察をする．

4 手を使って搬送する方法

　担架などの器具がない場合，やむを得ず，どうしても現場から安全な場所

に緊急に移動させる場合に用いる方法である。

(1) 1人で運ぶ方法

①肩を貸す（支持搬送）：傷病者が何とか1人で歩けるときには，傷病者の手をとり救護者の肩を貸して支え，腰を抱え，静かにゆっくりと歩かせる（図4-19）。

②抱きかかえ法：傷病者の両脇から救助者の両手を入れて片方の前腕を握り，身体を引き上げて移動させる。引きずるときの新たなけがに注意する。

③背負い法：救助者が傷病者の両手首を持って背負うようにして運ぶ。

④引きずり法：毛布やシーツを用いて引きずるように運ぶ。傷病者を圧迫しないよう注意する。

(2) 2人で運ぶ方法

①前後を抱えて救出する方法：1人は背部，もう1人は両足を抱えて運ぶ（図4-19）。

②組手搬送法：傷病者が自分の身体を支えられる場合に用いる。

5 その他の搬送法

(1) 毛布による方法

担架の代わりに身近にある毛布を使って，4名以上で両端を中心に向かって硬く扇子折りにたたみ，端を下から持ち，搬送する（図4-20）。

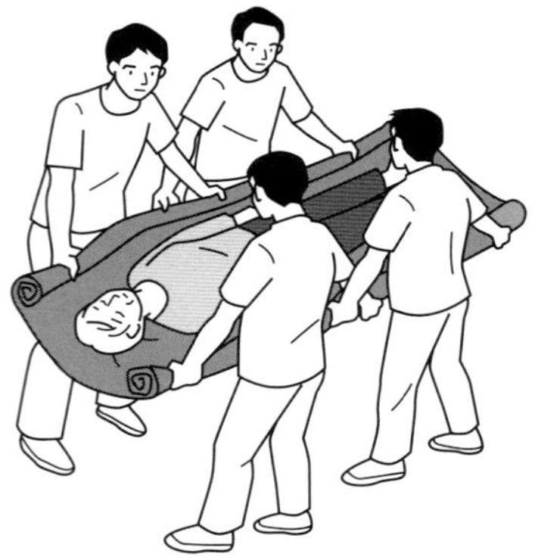

図4-20 毛布を使った搬送法

引用文献

1) 日本救急医療財団心肺蘇生法委員会監：改訂4版 救急蘇生法の指針2010，市民用・解説編．へるす出版，p.2，2011．
2) 母子衛生研究会編：子どもの事故予防と応急手当マニュアル，第5版．母子保健事業団，p.32，2012．
3) 日本救急医療財団心肺蘇生法委員会監：改訂3版 救急蘇生法の指針，市民用・解説編．へるす出版，p.42，2006．

参考文献

・「運動器の10年」日本委員会監修：学校の運動器疾患・障害に対する取り組みの手引き．日本学校保健会，2010．
・応急手当指導者標準テキスト改訂委員会編集：応急手当指導者標準テキスト，

ガイドライン 2010 対応．東京法令出版，2012．
・応急手当指導研究会編：子どもからお年寄りまで応急手当マニュアル．ふくろう出版，2006．
・桂田菊嗣監修，山吉　滋，瀧野昌也編著：救急小辞典，3訂版．東京法令出版，2012．
・北國新聞社編集局編：丈夫がいいね，33慌てず対処．北國新聞社，2011．
・小森栄一：救急法のすべて，理論と実技．技術書院，1989．
・衞藤　隆，田中哲郎，横田俊一郎ほか：最新Q＆A教師のための救急百科．大修館書店，2010．
・澤田祐介：改訂　救急箱．荘道社，2008．
・総務省消防庁：生活密着情報，総務省消防庁ホームページ
　http：//www.fdma.go.jp/
・田中秀治，徳永尊彦編：救急救命レビューノート．文光堂，2008．
・独立行政法人労働安全衛生総合研究所：感電の基礎と過去30年間の死亡災害の統計．労働安全衛生総合研究所資料，No.25，2009．
・日本救急医療財団心肺蘇生法委員会監：改訂3版　救急蘇生法の指針，市民用・解説編．へるす出版，2006．
・日本救急医療財団心肺蘇生法委員会監：改訂4版　救急蘇生法の指針2010，市民用・解説編．へるす出版，2011．
・日本救急医療財団心肺蘇生法委員会監，日本版救急蘇生ガイドライン策定小委員会編著：改訂3版　救急蘇生法の指針，市民用・解説編．へるす出版，2006．
・母子衛生研究会編：子どもの事故予防と応急手当マニュアル，第5版．母子保健事業団，2012．
・山本保博監修：見てわかる　救急・災害安心ガイド．池田書店，2011．

第 5 章　主な疾患と看取り

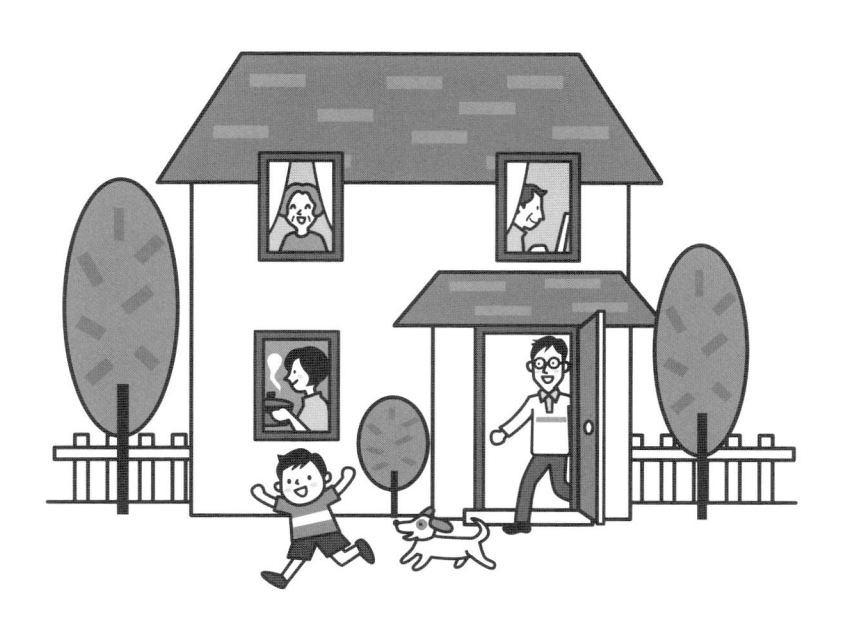

1 小児期に多い疾患

1 呼吸器疾患

　鼻から喉頭までを上気道，気管・気管支・肺までを下気道と呼ぶ。小児期の呼吸器疾患のほとんどは上気道から下気道にわたる呼吸器感染症によるものである。

1 小児期にみられる主な呼吸器疾患

（1）クループ症候群

　声門下，咽頭周囲の炎症，腫脹による上気道閉塞性疾患で，乳幼児に好発する。ほとんどがウイルス感染による。感冒症状で始まり，短期間のうちに，声枯れ（嗄声）と犬やオットセイの吠えるような声の咳（犬吠様咳嗽），吸気性喘鳴，呼吸困難を認めるのが特徴である。喉頭粘膜の腫脹（はれやむくみ）が強い場合には，気道が閉塞するため危険である。

（2）急性細気管支炎

　細気管支の炎症性疾患であり，2歳以下の乳幼児に好発する。原因は，RSウイルスによるものが最も多い。症状として，喘鳴，湿性咳嗽，呼気性呼吸困難が増悪し，顔面蒼白，チアノーゼ，陥没呼吸，多呼吸を認める。

（3）マイコプラズマ肺炎

　幼児期から学童期に好発し，乳児，成人には少ない疾患である。症状は，発熱や全身倦怠感，頭痛，乾性咳嗽などがみられる。発熱は数日で解熱するが，咳嗽は長期にわたって（3〜4週間）続くのが特徴である。多くは発症しても全身状態は比較的保たれる。

2 呼吸器疾患の子どもの看護

①呼吸器感染症の看護の基本は，安静，保温，換気，加湿である。加湿器あるいは濡れタオルなどで部屋の湿度を保つ。
②小児の場合，咳により嘔吐を誘発することが多いため，食物は1回量を

乳幼児の呼吸器の特徴
乳幼児は，胸郭が未発達なため胸腔を広げることが制限され，また1回の換気量が少なく気道が狭いため，ひとたび呼吸器に炎症が生じると，容易に呼吸困難に陥る。

陥没呼吸
吸気時に胸骨上部，上部肋間部に陥凹すること。肋間筋の発達が不十分で肋骨の軟らかい乳幼児にみられる。

多呼吸
呼吸数と換気量が共に増加した呼吸。

加湿
気道分泌物を軟化させ，気道の線毛機能を保持するために必要である。

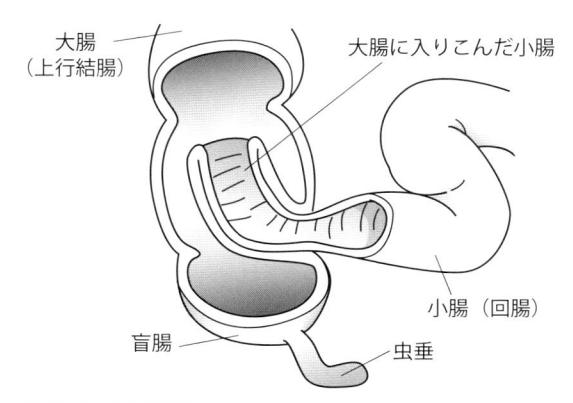

図 5-1　腸重積症

少量ずつにして回数を多くする。水分も少しずつ何回も飲ませるようにし，水分を十分に摂るように心がける。
③呼吸器感染症の予防は，乳児の場合，流行期の外出では人込みを避け，風邪症状のある人との接触も避けるようにする。幼児期以降では，流行期はマスクの着用と，帰宅時の手洗い・うがいを励行する。

2 消化器疾患

1 小児期にみられる主な消化器疾患

（1）腸重積症

　腸管の一部が，隣接する肛門側の腸管内に重なるようにもぐり込み，もぐり込んだ腸は締め付けられ血行障害や通過障害をきたす状態をいう。回腸（小腸の一部）が大腸（盲腸や上行結腸）にもぐり込む型が大部分を占める（図5-1）。

　3〜9か月の乳児にみられることが多く，主要症状は，腹痛，嘔吐，粘血便である。顔面は蒼白となり，間欠的啼泣がある。粘血便はイチゴゼリーと形容される。

　間欠的啼泣と粘血便が認められたら，速やかに医療受診をすることが大切である。発症後早期であれば高圧浣腸による内科的治療で整復も可能であるが，時間が経過すると腸管の壊死や穿孔を生じやすくなり，外科手術が必要になる。

（2）急性虫垂炎

　急性虫垂炎は，学童期の子どもの腹部手術のなかで最も多い疾患である。小児では虫垂壁が薄いため穿孔しやすく，診断が遅れると腹膜炎などの重篤

> **間欠的啼泣**
> 突然何のきっかけもなく激しく泣き始め，しばらく泣き続けた後いったん泣き止み，再び泣き始めるといったことを10〜30分おきに繰り返す。

な合併症をきたしやすいため，早期の診断が必要である。

多くの場合は，上腹部の漠然とした痛みや不快感，嘔吐などから始まり，徐々に右下腹部に限局した激痛に移行する。右下腹部（マックバーニー点，ランツ点など）に圧痛，反跳痛，筋性防御がみられ，発熱，嘔気・嘔吐もみられる。

2 消化器疾患の子どもの看護

①消化器疾患の多くは，症状として，腹痛，嘔気・嘔吐，下痢あるいは便秘が認められる。特に小児は，嘔吐や下痢の症状がみられると成人と比べて容易に脱水状態に陥りやすいため，水分のこまめな補給が重要である。

②乳幼児は言葉で症状を伝えられず，また急激に悪化する場合もあるため，腹部症状の観察は重要である。機嫌や活気，嘔気・嘔吐や排便の様子に加えて，腹部膨満や腹部の硬さを観察し，腸閉塞の症状にも注意を払いながら経過観察を続ける。異常が生じている場合は，速やかに医療受診をする。

③下痢症状については，感染性の可能性もあるため，感染を拡大させないために排泄物の処理に注意し，おむつ交換後やトイレでの排泄後の手洗いを徹底する。嘔吐物の処理についても感染拡大予防の観点で適切に処理をする。

3 循環器疾患

小児期の循環器疾患で大部分を占めるのは先天性心疾患である。根治手術後は，普通の子どもと同じような生活が送れるようになることが多い。

1 小児期にみられる主な循環器疾患

（1）心室中隔欠損症（VSD）

小児の先天性心疾患のうち，最も発生頻度の高い非チアノーゼ性心疾患である。心室中隔に欠損部分があり，左心室の血流の一部が右心室に流れ込んでしまう疾患である。新生児期から心雑音で発見されることが多い。欠損部分が大きいと心不全の症状をきたす危険性があり，手術適応となる。

（2）心房中隔欠損症（ASD）

胎児期に左右の心房を連絡していた卵円孔が生後も閉じずに残った場合と，心房中隔の形成が不完全な場合の2種類がある，非チアノーゼ性心疾患である。発育は正常であり，乳幼児期に著明な症状を呈することは少ない。学齢期の心電図の検査で発見されることもある。

マックバーニー（McBurney）の圧痛点
へそと右上前腸骨棘（腸骨の右側の最も飛び出しているところ）を結んだ線の右3分の1の点をいう。

ランツ（Lanz）の圧痛点
左右の上前腸骨棘を結んだ線の右3分の1の点をいう。

圧痛
触診して圧迫したときに生じる痛み。炎症の有無を推測できる。

反跳痛
圧痛部位で圧迫していた手を急に離したときに生じる強い痛み。腹壁側腹膜に炎症が及んでいることを示している＝ブルンベルグ徴候。

筋性防御
圧痛のある部分をゆっくり圧迫していくと反射的に筋肉が緊張する。反跳痛と同様腹壁側腹膜への炎症の広がりを表している。
＊筋性防御や反跳痛は腹膜刺激症状という。

（3）ファロー四徴症

チアノーゼを認める代表的な先天性心疾患である。心室中隔欠損，肺動脈狭窄，大動脈騎乗，右室肥大の4つの症状を特徴としている。泣いたときなどに低酸素の状態になり，幼児期になると運動すると苦しくなり，しゃがみ込む姿勢をとる。

（4）川崎病（急性熱性皮膚粘膜リンパ節症候群：MCLS）

4歳以下の乳幼児にみられる原因不明の病気で，血管炎の一つである。発見者の名前をとって「川崎病」と呼ばれている。

川崎病の主要症状は，①5日以上続く高熱（38℃以上），②手足の先が赤くなり，硬めにはれぼったくなる（紅斑と硬性浮腫），③身体全体に不定形の赤い発疹，④両側の眼球結膜の充血，⑤口唇が赤く，舌はいちご舌，⑥頸部リンパ節が腫れる，の6つがあり，6つのうち5つ以上の症状を伴うものは川崎病と診断される。

川崎病は，心臓を栄養している冠動脈が血管炎を起こし冠動脈瘤ができる場合があり，そこが詰まると急性心筋梗塞で突然死を起こすため，経過を慎重に観察しなくてはならない疾患である。通常治療は早期にガンマグロブリンの治療が行われ，冠動脈瘤の形成を予防している。

2 循環器疾患の子どもの看護

①先天性心疾患が内科的治療で管理されている場合は，感染症の罹患に注意を払う必要がある。歯科治療の際にも敗血症から感染性心内膜炎などの発症の危険性が増すため，抗菌薬の投与が必要となる。

②先天性心疾患に対する手術を行う前であれば，心臓への負担を軽減するため安静に過ごせるように配慮する。疾患の重症度によって，日常生活の管理が異なる。乳児の場合は啼泣によって低酸素状態に陥る場合もある。

③学齢期の子どもは，主治医が作成した学校生活管理指導表に基づき生活を送る。体育や行事・課外活動への参加について，すべてに制限が必要とは限らない。必要以上の制限は，子どもの心身の発達に影響を及ぼすことも念頭に置く。

> **学校生活管理指導表**
> 学校生活管理指導表（小学生用，中学・高校生用，およびアレルギー疾患用）は医療面からの区分，学校生活面からの区分に分けられている。財団法人日本学校保健会のHPからダウンロードできる。

4 泌尿器疾患

1 小児期にみられる主な泌尿器疾患

（1）急性腎炎症候群

急性に発症する血尿，タンパク尿，高血圧，むくみ（浮腫），尿量の減少（乏

尿）を主徴とする疾患群で，感染症が先行することが多い。

A群β溶血性連鎖球菌（溶連菌）による咽頭炎や扁桃炎などに罹患後，1～3週間後に血尿や顔面の浮腫などの症状が出現し気づくタイプ（溶連菌感染後急性糸球体腎炎）が小児のなかで最も多い。入院して安静に過ごし，水分や塩分を制限した食事療法が行われる。小児で慢性化するのはまれであり，ほとんどが治癒する。

（2）慢性腎炎症候群

いくつかの慢性糸球体腎炎からなる症候群である。定義としては，①急性腎炎の発症から異常尿所見（血尿やタンパク尿など）または高血圧が1年以上持続する場合，②発症に急性腎炎症状を欠くが異常尿所見が1年以上持続する場合，とされている。

小児では，IgA腎症（メサンギウム増殖性糸球体腎炎）が半数以上を占めている。原因は不明で，学校検尿で発見されることが多い。根本的な治療法はないが，悪化予防の治療や対症療法で成果がみられる。

（3）特発性（原発性）ネフローゼ症候群

腎糸球体に病的変化が起こり，血液中のタンパクが大量に尿にもれる疾患である。高度のタンパク尿により低タンパク血症（低アルブミン血症）となり，顔や手足にむくみ（浮腫）がみられ，倦怠感が強くなる。脂質異常症もみられる。治療は，副腎皮質ステロイド剤が使われ，安静，塩分・水分制限が基本である。

（4）体位性タンパク尿（起立性タンパク尿）

体位性タンパク尿は，立位や反り返ったりするとタンパク尿が出現し，安静臥床時には消失する生理的タンパク尿である。学童期から中学生期に最も多くみられ，成長とともに自然に消失する。

血尿症候群
血尿のみが持続的に，または反復的にみられ，自覚症状はほとんどない。血管の異常によるものや家族性良性血尿症候群など治療の必要のないものもある。

タンパク尿症候群
タンパク尿のみで血尿を伴わないものをいう。タンパク尿の多い症例ほど腎病変が強い傾向がある。

2 腎疾患の子どもの看護

①腎疾患の場合は，投薬治療のほかに，安静（運動制限）と水分・塩分制限などを含む食事療法が行われるため，子どもが食事療法の意味と必要性を理解するように働きかける。

②治療に伴う制限は子どもにとってストレスとなるため，ストレス発散の方法を考え，提供する。厳重な運動制限は発育期の小児の心身（心肺機能，筋力，積極性など）の健全な発達を阻害してしまうため，運動の許容範囲を医師に確認し必要以上の制限は避ける。

③腎疾患の寛解状態では，急変し重篤な状態に陥る恐れは少ない。しかし，上気道感染などの罹患により再発の可能性があるため，症状の出現に注意する。

④副腎皮質ステロイド剤や免疫抑制剤による治療を受けている場合は，感染予防対策（手洗い，うがい，マスク装着）をとる。

5 アレルギー疾患

生体は自分の身体に存在しない異物（抗原）が入ると，それを排除しようとする抗原抗体反応が起こる。このうち，生体に不利な反応をアレルギー（アレルギー反応）といい，その原因となる抗原をアレルゲンと呼ぶ。

抗原抗体反応 ＜ 生体に有利な反応（防御反応）＝免疫
　　　　　　　　生体に不利な反応（アレルギー反応）

アレルギー疾患は，素因と環境の関わりで発症し，年齢的特徴がみられることから，アレルギーマーチと呼ばれている。

アレルギーマーチ
いくつものアレルギー疾患が年齢を追って次々と現れてくることをいう。乳児期にアトピー性皮膚炎，幼児期に気管支喘息，学童期にアレルギー性鼻炎が発症する。

アトピー性皮膚炎

1 アトピー性皮膚炎とは

アトピー性皮膚炎は，強いかゆみを伴う皮膚の慢性炎症性疾患であり，また，皮膚のバリア機能の低下の影響も受け，増悪（悪化）と寛解（一時的によくなること）を繰り返す。家族がアレルギー疾患であることが多い。

乳児期や幼児期早期は，顔面を中心に赤いジクジクした湿潤傾向の発疹がみられる。幼児期後半以降になると，発疹の湿潤傾向は減少して皮膚は乾燥し，ごわごわした粉をふいたような鱗屑（苔癬）が，頸部から四肢関節内側，体幹にみられる。思春期以降成人期では軽快することが多いが，症状がある場合は乾燥傾向が強く，眼の周りや頸部，四肢関節内側に苔癬や色素沈着，色素脱失が目立つようになる。

治療の基本は，原因や悪化因子の除去や回避，スキンケア（清潔と保湿），薬物療法になる。

2 アトピー性皮膚炎の子どもの看護

①清潔保持とスキンケアが重要である。石けんで汗や垢，埃をよく洗い，お湯でよく流す。
②医師から処方された保湿剤やステロイドなどの外用薬は，炎症の状態に合わせた適切な使用法が重要なため，薬剤の種類や強さ，外用方法や頻度などを確認し使用する。
③かゆみに対しては冷却する。かゆみによる睡眠障害や集中力欠如が生じていないかも観察し，対処する。

④ひどい皮膚症状は本人の自尊感情を低下させ，またいじめの対象になることがあり，配慮が必要である。子どもの精神面も配慮し，学校生活が楽しいものになっているか気を配る。

気管支喘息

1 気管支喘息とは

空気の通り道である気道がアレルゲン（ハウスダストやダニ，動物の毛など）によりアレルギー性の炎症を呈し，そのため発作性の喘鳴を伴う呼吸困難を繰り返す疾患である。喘鳴，咳，呼気性呼吸困難（症状が進むと吸気性呼吸困難も合併）が主要症状である。発作は症状によって，小発作，中発作，大発作とに分けられる（表5-1）。

> **アレルゲン**
> アレルギーの原因となる物質をいう。ハウスダストや花粉など吸入性アレルゲン，卵や牛乳製品，大豆など食物性アレルゲン，薬剤や天然ゴムなど接触性アレルゲンがある。

表5-1 気管支喘息の発作の程度

	呼吸の状態	遊び	睡眠	会話	食事
小発作	軽い喘鳴はあるが，呼吸困難はなく，軽い陥没呼吸を伴うこともある　歩行時急ぐと息苦しくなる	普通	普通	普通に話をする　一文区切り	普通
中発作	明らかな喘鳴と陥没呼吸を認め，呼吸困難がある	やや困難	時々目を覚ます	やや不良　話しかければ返事をする　句で区切る	やや不良
大発作	著明な喘鳴，呼吸困難，起坐呼吸を呈し，ときにチアノーゼを認める　歩行は不能	不能，またはそれに近い状態	不能，またはそれに近い状態	不良　話しかけても返事ができない　一語区切り	不良またはそれに近い状態

2 気管支喘息の子どもの看護

（1）発作予防対策

① 発作を誘発するようなアレルゲンとなるものは避け，室内環境を整備し，清潔を保つ。

② 医師から処方された発作予防薬の服用は，運動によって発作が誘発される場合（運動誘発喘息）があり，対処する。

（2）発作が起きてしまった場合

① 発作時は，寝かせず，椅子に腰かけさせ，腹式呼吸を促す。

② 分泌物（痰）が貯留し気道を狭くしているため，排痰を促す。少量ずつ水分を摂取させ，自分で咳をし，痰を出す。咳のタイミングに合わせて，看護者は背部を軽くタッピングする。

③ 発作時に使用する吸入薬があれば使用する。

④ 呼吸状態や言葉かけに対する応答，意識状態を観察し，中発作以上の症状

> **運動誘発喘息**
> マラソンなど激しい運動で発作が起こる。そのような運動に参加する場合は，医師の指示のもと処方された予防薬を服薬する。運動中に発作が出現した場合は，速やかに運動を中止し，発作のときの対応をする。

> **腹式呼吸**
> 胸郭の周りの筋肉を使った呼吸が発作によって制限されるため，横隔膜を使った腹式呼吸を勧める。

が改善しない場合は速やかに医療機関を受診をする。

食物アレルギー

1 食物アレルギーとは

　食物アレルギーは，食物を摂取した後に抗原抗体反応を介して，皮膚・粘膜や呼吸器，消化器あるいは全身に出現するアレルギー反応のことをいう。症状は皮膚粘膜に違和感があるという軽度の症状から，命に関わる重い症状までさまざまである（表5-2）。

表5-2　食物によるアナフィラキシーの重症度分類

グレード	皮膚	消化器	呼吸器	循環器	神経
1	〈限局性〉瘙痒感，発赤，じんましん，血管性浮腫	口腔内瘙痒感・違和感，口唇腫脹	咽頭の瘙痒感・違和感	―	―
2	〈全身性〉瘙痒感，発赤，じんましん，血管性浮腫	嘔気，1～2回の嘔吐，下痢，一過性の腹痛	軽度の鼻閉，鼻汁，1～2回のくしゃみ，単発的な咳	―	活動性の低下
3	上記症状	繰り返す嘔吐，下痢，持続する腹痛	著明な鼻閉・鼻汁，繰り返すくしゃみ，持続する咳，喉頭瘙痒感	頻脈（15回/分以上の増加）	不安感
4	上記症状	上記症状	喉頭絞扼感，嗄声，犬吠様咳嗽，嚥下困難，呼吸困難，喘鳴，チアノーゼ	不整脈，血圧低下	不穏，死の恐怖感
5	上記症状	上記症状	呼吸停止	重篤な徐脈，血圧低下著明，心停止	意識消失

・すべての症状が必須ではない。
・症状のグレードは最もグレードの高い臓器症状に基づいて判定する。
・グレード1はアナフィラキシーとしない。
（楳村春江ほか：食物アレルギーにおける除去解除指導．小児看護，35（6）：715，2012）

2 食物アレルギーの子どもの看護

（1）食物摂取によるアレルギー誘発を避ける対策

　完全除去食における注意点として，①調理過程での混入（調理道具にアレルゲンが付着していた，調味料に含まれていたなど），②保育園・幼稚園や学校など集団の場での配膳時の間違い，③子ども同士でのやり取り（食物の交換・食物や食器の接触など），などによりアレルギーを発症する恐れがあり，十分注意する。

（2）食物アレルゲンを含む食品を摂取した場合

①時間経過を追ってアナフィラキシーの症状が現れる可能性があり，注意深

アレルギーの原因食品

食物アレルギーを引き起こす頻度の高い食品は，乳児から幼児では，鶏卵，牛乳，小麦，そば，魚類などであり，学童から成人では，甲殻類，魚類，小麦，果物類，そば，ピーナッツなどである。

アナフィラキシー

アレルギー反応により，じんましんなどの皮膚症状，腹痛や嘔吐などの消化器症状，喘鳴や呼吸困難など呼吸器症状が，複数同時かつ急激に出現した状態をアナフィラキシーという。そのなかでも，血圧低下，意識低下，虚脱状態をきたす場合を，特にアナフィラキシーショックといい，直ちに対応しないと生命に関わる重篤な状態を意味している。

い観察を怠らない。初期症状が急激に刻々と変化しアナフィラキシーショックに移行する場合があり，速やかに医療機関を受診をする。
②アドレナリン自己注射（エピペン®）を携帯している場合は，アナフィラキシー症状が現れたら直ちに本人あるいは家族に注射を促す。
③運動をしたことによりアナフィラキシー症状がみられる食物依存性運動誘発アナフィラキシーもあるので注意する。

6 発達障害

発達障害は，①発症が乳児期あるいは小児期である，②中枢神経系の生物学的成熟に深く関係している，③寛解や再発がみられない安定した経過である，という特徴があげられ，社会的適応の困難がもたらされていると定義されることが多い。発達障害はわかりにくい障害であり，周囲の人に理解されにくく，そのため，自尊感情が低下し社会的不適応をまねくことがある。個々の障害の特性を理解し，特性に合わせた支援をすることが大切である。

広汎性発達障害（PDD），自閉症スペクトラム障害（ASD）

1 広汎性発達障害とは

PDDは，3歳以前に発症し，①社会性，②コミュニケーション，③想像力の3つの領域に特徴があることで診断される。かつては自閉症として理解されてきたが，概念が自閉症だけにとどまらないことから，PDD，あるいはASDとしてとらえるようになった。

PDDの人の知能については，重度の知的障害を伴っている人から平均より高い知能をもつ人までさまざまである。知的障害を伴わない人（IQ70以上）を「高機能自閉症」と呼び，また知的発達の遅れや言葉の発達の遅れがなく，対人関係以外ではある程度適応能力をもっているものを「アスペルガー症候群」という。周囲の理解と適した環境があれば，少し変わった人と思われるくらいで成長していくこともある。好きなことには人一倍熱中し，ときには，特定の分野で能力を発揮し，認められる人もいる。

2 広汎性発達障害の子どもへの対応・支援

①その子がもっている特性をよく理解したうえで，その子のもっている能力（得意部分）を伸ばして苦手部分を補う。
②話し言葉よりも視覚を使って伝えると理解しやすい。
③抽象的ではなく具体的に伝える。
④興味のあることに対する集中力があり，それを活用する。

食物依存性運動誘発アナフィラキシー
食物アレルギーの特殊型で，原因食物を摂取した後,4時間以内（多くは1～2時間以内）に運動をした場合に，運動中もしくは運動終了後にアナフィラキシー様症状をきたす症候群である。比較的運動量の多い場合に誘発されやすい。この特徴は，運動をしないときには原因食物を摂取しても症状が出ないことが多いことである。

発達障害者支援法
2005年4月に施行。広汎性発達障害（自閉症，アスペルガー症候群などを含む），学習障害（LD），注意欠陥・多動性障害（ADHD）の3つが発達障害に含まれると規定されている。

社会性の不足
場面に応じた適切な行動をとることが難しく，人の気持ちが理解できない，人に対して無関心，相互的に人との交流をもつのが困難，相手の状況にかまわず一方的に関わりをもとうとする。

コミュニケーション障害
意思伝達の質的障害として，話し言葉の遅れ，他人と会話を始め継続することが難しい，言葉や言葉以外のジェスチャーを使って人とのコミュニケーションがうまくできない，あいまいな表現がよくわからないなどの特質がある。

⑤臨機応変に対応することは苦手だが，この場合はこうすると見通しを示すときちんとできる。

想像力の欠如
突然の予定の変更などに臨機応変に対応することが難しく，融通が利かない。同じ動作や物の取り扱いを繰り返し，特定の物に固執し，興味のもち方に偏りがあり，興味のあることには没頭する。

学習障害（LD）

1 学習障害とは

　LDとは，基本的には全般的な知的発達には遅れがないが，聞く，話す，読む，書く，計算するまたは推論する能力のうち，特定のものの習得と使用に著しい困難を示すさまざまな状態をさすものである。その原因として，中枢神経系に何らかの機能障害があると推定されるが，視覚障害，聴覚障害，知的障害，情緒障害などの障害や，環境的な要因が直接の原因となるものではないと定義されている。就学後にみつかることが多い。

　LDの子どもは会話が普通にでき，知的にも問題がないため，一部の能力，たとえば文字の読み書きだけが苦手な場合などは能力の問題として認識されず，本人の努力不足だととらえられていることが少なくない。

2 学習障害の子どもへの対応・支援

①子どもの自己評価を上げるような支援を行う。達成可能な小さい課題をつくり，できたときは十分評価して成功体験を積み重ねる。

②学業以外の楽しみや趣味をみつけ，得意な能力を伸ばすことを積極的に支援する。これは将来の進路選択にも役立つ。

③障害は本人が怠けて生じたものではないことを本人も周囲も理解し，努力していることを評価する。

注意欠陥・多動性障害（ADHD）

1 注意欠陥・多動性障害とは

　発達年齢に見合わない不注意や多動性・衝動性が7歳以前から存在し，2か所以上の場所で一定の期間みられ，生活に支障をきたしている場合に診断される。

　注意欠陥と多動性・衝動性の2つの特徴のうち，どちらか一方だけ目立つ子どももいる。ADHDの子どもの年齢別特徴については，表5-3に示した。ADHDの子どもは，その特徴を理解されずに叱られ，注意される経験が小さいときから多く失敗体験も多いため，自分に自信がもてず，自尊感情や自己肯定観が十分に育たない可能性がある。そのため，周囲への反抗的な態度や攻撃的行動をとる場合がある。

不注意
興味があること以外で注意集中が困難，注意の対象がすぐ変わる（注意転換），気が散りやすい。

多動性
その子どもの精神発達レベルで考えられる以上に動き回る。身体のどこかを動かさずにいられない様子。

衝動性
先のことを考えずに思ったこと，ひらめいたことをすぐ行動に移してしまいやすい。

表 5-3　ADHD の子どもの年齢別特徴

乳児期：むずかりやすい，睡眠が乱れる，なだめにくい　など
幼児期：じっとしていない，集団遊びができない，かんしゃくが強い，聞き分けがない，けがをしやすい，あまり昼寝をしない　など
学童期：落ち着きがない，忘れ物が多い，学用品をなくす，時間・約束を守れない，他の子どもにちょっかいを出す　など

2 注意欠陥・多動性障害の子どもへの対応・支援

ADHD の子どもの治療の基本は，まず，子どもが自分の特徴を理解し，状況にあった適切な行動がとれるようになることである。治療には，行動療法，薬物療法，環境改善があり，子どもの特徴に合わせてこの 3 つを組み合わせて行われる。

行動療法
社会のマナーやルール，対人関係を良好に保つことを学ぶために，状況を具体的にわかりやすく提示し，達成する喜びなどを得る。

薬物療法
集中力が増す，多動性・衝動性を抑えることを目的に使用される。

環境改善
環境そのものを，子どもの気が散らないように配慮する。

7　小児特有の感染症

学校保健安全法では，特定の感染症に罹患している場合に学校などへの出席停止を指示している（表 5-4）。多くの子どもが罹患する可能性が高く，また，集団生活をしている保育園・幼稚園や学校などで感染症が発生した場合に飛沫感染などで蔓延する恐れの高い第 2 種を中心にいくつかの感染症を取り上げる。

表 5-4　学校で予防すべき感染症

第 1 種：感染力，罹患した場合の重篤性から判断して，危険性が高い感染症 ●エボラ出血熱，クリミア・コンゴ出血熱，痘そう，南米出血熱，ペスト，マールブルグ熱，ラッサ熱，急性灰白髄炎（ポリオ），ジフテリア，SARS，鳥インフルエンザ（H5N1）
第 2 種：飛沫感染し，児童生徒が罹りやすく，学校で流行が拡大する可能性が高い感染症 ●インフルエンザ，百日咳，麻疹，風疹，流行性耳下腺炎，水痘，咽頭結膜熱，結核，髄膜炎菌性髄膜炎
第 3 種：学校教育活動を通じ，学校において流行を広げる可能性のある感染症 ●コレラ，赤痢，腸管出血性大腸炎（O157 など），腸チフス，パラチフス，流行性角結膜炎，急性出血性結膜炎，その他の感染症（溶連菌感染症，伝染性紅斑，マイコプラズマ感染症，など）

1 麻疹（はしか）

感染力の強い麻疹ウイルスの飛沫感染により起こる熱性発疹性疾患である。感染回復後は終生免疫を獲得する。潜伏期間は，10〜12 日。

麻疹の経過は，カタル期，発疹期，回復期の 3 期に分類される。カタル期は，最初の 1〜3 日目で，38℃以上の発熱，咳，鼻汁，くしゃみ，結膜充血，頬粘膜にコプリック斑（特徴的な白い斑点）が出現する。発疹期は，3〜7 日目で，解熱後再度高熱が出現（二峰性発熱）し，発疹が出現する。回復期は 7〜10 日目で，熱が下がり，発疹は暗褐色に変化し色素沈着する。

麻疹の発疹
発疹は数 mm〜1 cm くらいの紅斑または斑状丘疹で，耳後部，頸部から出現し，顔面，四肢，体幹と全身に広がり，融合する。

2 風　疹

　感染力の強い風疹ウイルスによる飛沫感染により発症する。感染回復後は終生免疫を獲得する。潜伏期間は14〜21日。好発年齢は3〜10歳。

　症状は，発熱，発疹，リンパ節腫脹（耳介後部，後頭部，頸部）を特徴とする。やや隆起した紅色球状発疹が顔面より出現し，24時間以内に融合せずに全身に広がり3日前後で消失する。そのため，「3日はしか」とも呼ばれる。発疹は軽度瘙痒感を伴うことがあり，発疹の色素沈着はみられない。

> **風疹の合併症**
> 脳炎や血小板減少性紫斑病などがある。妊娠前半期の妊婦が感染すると，白内障，心疾患，難聴などの先天異常をもつ先天性風疹症候群の子どもが産まれることがある。

3 水痘（みずぼうそう）

　感染力の強い水痘-帯状疱疹ウイルスによる飛沫感染により発症する。潜伏期間は14〜21日。水痘の経過は，虫刺様の赤い斑点の発疹から始まり，次第に大きくなり水疱へと変化し全身に広がる。水疱内液は透明から白濁に変化（膿疱）し，1〜2日すると破れてかさぶたになる（痂皮化）。新たな発疹の出現と痂皮化が同時に混在する。水疱はかゆみを伴う。発熱もみられる。すべての発疹が痂皮化すると人への感染はなくなる。水痘は，治癒してもウイルスが脊髄後根神経節や三叉神経節に潜伏し，成人以降でも免疫低下時にウイルスが再活性化され，帯状疱疹として発症することがある。

4 流行性耳下腺炎（おたふくかぜ）

　ムンプスウイルスの飛沫感染で発症する。潜伏期間は16〜18日。感染しても症状が出ない場合（不顕性感染）も多い。症状は，発熱，倦怠感，唾液腺と耳下腺部の腫脹と痛みがある。耳下腺の腫脹は，片側から始まり，1〜2日間で両側が腫脹し，腫脹後1週間程度で消失する。また，思春期以降の男性が感染した場合は，精巣炎を発症することがある。

5 咽頭結膜熱（プール熱）

　アデノウイルス（主に3，4，7型）の飛沫感染により発症する。プールを介して感染し，夏季に流行することが多いため，「プール熱」と呼ばれている。潜伏期間は5〜7日。発熱（38〜40℃），咽頭痛，結膜炎（結膜充血や眼脂）が3大主徴となっている。症状は7日間程度続く。

　汚れた手で眼に触れないようにし，手洗いを徹底する。タオルなどの共用はしない。

6 伝染性紅斑（リンゴ病）

　ヒトパルボウイルスB19の飛沫感染で発症する。感染力は比較的弱い。両頬部にリンゴのような楕円形の赤い紅斑が出ることから，「リンゴ病」と

も呼ばれている。潜伏期間は7〜11日。発病の経過は，微熱，咽頭痛などの感冒様症状が先行し，その1週間後に発疹は顔面のほかに，四肢に網目模様のような（レース状）紅斑が出現する。

　発疹が出る前が感染期間であり，発疹期には感染力はほぼ消失しているため，隔離や登校禁止は不要である。

7 手足口病

　コクサッキーウイルスA10型・A16型やエンテロウイルス71型による飛沫感染あるいは経口感染で発症する。夏風邪の一種といわれる。潜伏期間は2〜7日。5歳以下の小児（1歳以下が最も多い）にみられる疾患。症状は名称のとおり，手のひら，足の裏，口の中の水疱性の発疹を特徴とする。微熱，口腔内の痛み，食欲低下もみられる。

8 突発性発疹

　乳児に多くみられる感染症で，ヒトヘルペスウイルス6型（HHV6）・7型（HHV7）による。親子間の唾液を介しての感染と考えられている。潜伏期間は約10日。感染力は弱い。症状は，何の前ぶれもなく突然39℃台の高熱が出現し，2〜4日続いた後解熱する。解熱と同時に斑状丘疹性紅斑の発疹が主として体幹に出現し，2〜3日で色素沈着を残さずに消えるという特徴をもっている。

9 小児特有の感染症の看護

①感染症は特有な症状もあるが，共通した症状もある。発熱や嘔吐，下痢などについてはそれらの症状に対する看護を行う。基本的には，安静を保ち，保温し，水分や栄養の摂取を促す。

②乳幼児が初めて体験する高熱の状態であることが多く，熱性けいれんを引き起こす可能性もあり，観察が重要である。

③流行性耳下腺炎や手足口病などは，摂食に伴って痛みが増すため，酸味のあるものやよくかむ必要のある食物は避ける。

④感染予防が重要であり，ワクチン接種をする。また，ワクチンには生ワクチンと不活化ワクチンの2つのタイプがあり，どのタイプのワクチンであるのか理解しておく必要がある。生ワクチン接種後は4週間以上，不活化ワクチン接種後は1週間以上あけないと次のワクチンは接種できないためスケジュール調整が必要である。

生ワクチン
生きた病原体の毒素を弱めてつくり，その疾患にかかった状態のようにして免疫を獲得する。接種後3週間は注意が必要であり，軽く病気にかかったような症状が出る場合もある。

不活化ワクチン
病原体を殺し，免疫をつくるのに必要な成分を取り出して毒性をなくしたもの。接種後24時間は強いアレルギー症状や発熱がみられる場合があり，注意が必要である。

2 成人期の疾患

1 呼吸器疾患

呼吸器の疾患では、肺がんや喘息やCOPDなども重要であるが、高齢者では現在でも肺炎や結核などの感染症は命に関わることがあり、無視できない疾患である。

1 COPD（慢性閉塞性肺疾患）

喫煙などが原因で、慢性気管支炎と肺胞の壁が破壊される肺気腫が混在して生じることが多いので、両者をまとめてCOPDというようになった。症状は、痰を伴った咳や呼吸困難で、重症になると歩行などの日常生活でも呼吸が苦しく、酸素ボンベを携帯しながら生活することになる。一度罹患すると完治することは難しい。患者は喫煙歴の長い高齢の男性に多くみられる。

(1) 日常生活での注意
①インフルエンザなどの感染症にかからないように注意する。
②呼吸にエネルギーを使うので、食事量や栄養のバランスに気をつける。
③痰を出しやすくするために水分を十分摂る。
④息が吐きにくい場合は、口をすぼめて少しずつ吐く口すぼめ呼吸をする。
⑤病状が進行し呼吸困難が生じるようなら、酸素を吸入しながら生活する。

2 肺　炎

肺に炎症を起こす疾患で、肺胞に炎症が生ずるものと、間質に炎症が生ずるものなどがあるが、通常肺炎といえば肺胞に生じた炎症をさす（図5-2）。炎症を起こす原因には、細菌やウイルスなどによる感染や高齢者の場合には食物が気管に誤って入って起こる誤嚥性肺炎などが多い。症状としては、発熱、咳、痰、呼吸困難などである。

(1) 日常生活での注意
①高齢者など免疫が低下している人は、口腔内の清潔に注意し、インフルエ

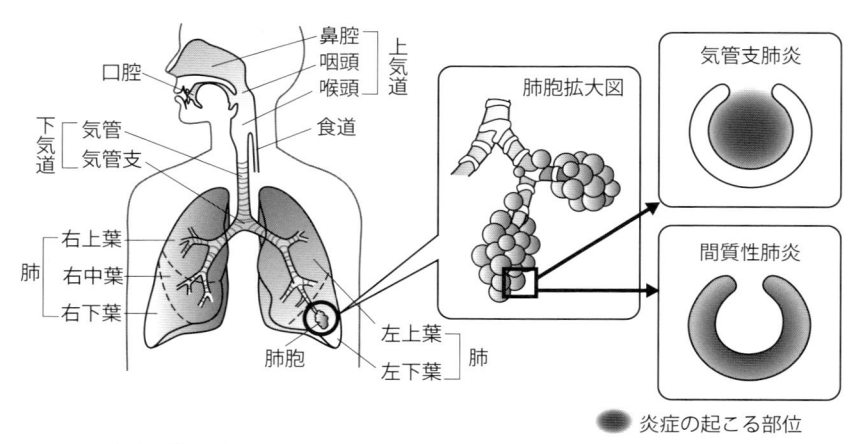

図 5-2　肺炎（気管支肺炎と間質性肺炎）

ンザなどの感染症にかからないようにする。
②食物の飲み込みが難しい場合には，ゼリー状などにして誤嚥を防ぐ。
（2）治療と看護
①受診して，服薬する。
②安静にして，保温に注意し，水蒸気などで部屋の湿度を上げる。
③食後は誤嚥を防ぐために，上体を起こしておく。
④痰は，飲み込まないでビニール袋などに出し，密閉して廃棄する。

3 気管支喘息

　気管支喘息は，呼吸困難を起こす発作が治まれば普通に呼吸ができる可逆性の疾患である。原因は体質もあるがアレルギー反応の一種と考えられている。気管の平滑筋が収縮し粘液などが分泌されて気道が狭くなり，空気が通りにくくなって呼吸困難が起こる。

（1）予防および非発作時の注意
①禁煙をして，受動喫煙なども避ける。
②過労に注意をして，風邪をひかないようにする。
③マスクなどで原因になる抗原を吸わない工夫をする。
④ほこりを撒き散らさないようにし，こまめに掃除をする。
⑤水泳など喘息によい運動を行って，身体を鍛える。
⑥喘息日記をつけ，ピークフロー値などで毎日の気道の状態を把握する。
⑦主治医と相談して，気道の炎症を抑えたり気道を広げる薬などの服用を考える。

（2）発作時の対応
①上体を起こすと呼吸が楽にできるようになる（起坐呼吸，図 5-3）。

ピークフロー値
喘息の状態を把握する検査値で，ピークフローメーターを使って測定する。できるだけ息を吸って，一気に吐き出したときの息の最大速度（L/分）。喘息が起こりやすいときには値が低下するので，体調管理に用いられる。

②コップ1杯くらいの水を少しずつ飲み,痰を柔らかく出しやすくする。
③気道を広げる吸入薬などを使用する。
④発作が治まらないときには早めに受診し,重篤になるのを避ける。

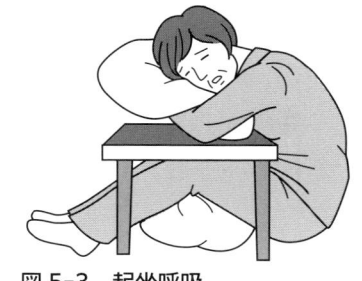

図5-3　起坐呼吸

2 消化器疾患

1 胃潰瘍・十二指腸潰瘍

潰瘍は，粘膜を守る粘液や血流などの防御因子よりもストレスやヘリコバクター・ピロリやペプシンなどの攻撃因子が強くなり，自己消化して胃や腸の壁の一部が欠損した状態をいう。女性より男性のほうが多く，また中年の人には胃潰瘍が，若い人には十二指腸潰瘍が多い傾向がある。症状は，空腹時に上腹部が痛んだり，胸やけ，嘔吐，吐血，タール便などである。潰瘍は治癒しても生活習慣を正さないと再発しやすい。

（1）日常生活での注意
①毎日規則正しい生活をし，禁煙し過労を避け十分な睡眠をとる。
②過度の飲酒は慎しみ，バランスのとれた食事内容にする。
③ストレスは上手にやり過ごし，気分転換をして，心穏やかに暮らす。
④ヘリコバクター・ピロリの有無を調べ，感染していたら除菌をする。

（2）発症時の注意と治療
①禁酒・禁煙をする。
②胃壁を刺激しない軟らかい，味の薄い食物を，少量頻回に摂る。
③十分なエネルギーとタンパク質を摂取し，ミネラルなども不足しないようにする。牛乳などもよい。
④胃酸分泌を促進する香辛料，コーヒーなどの刺激物を控える。

タール便
便の中に血液が混入している状態で，タールのようにネバネバした黒い便をいう。

2 過敏性腸症候群

腸管そのものには器質的な異常がなく，腸の働きに不具合が認められる状態で，腹痛，腹部膨満感，便秘，下痢，下痢と便秘を繰り返すなどの症状が観察され，不規則でストレスの多い生活をしている人に多く，患者数は多い。

（1）予防と日常生活での注意
過労を避け，ストレスの少ない規則正しい生活をする。

（2）発症時の対応
①受診して器質性疾患がないことを確認する。

②便秘や下痢のときには，各々の症状にあった食事内容や注意をする。
③必要であれば薬物療法などを受ける。

3 循環器疾患

　日本の死因ではがんに次いで多い。虚血性心疾患，高血圧，脳卒中などが含まれるが，生活習慣の改善で罹患するリスクを減らすことができる。

■1 虚血性心疾患

　心筋に酸素や栄養を供給している冠動脈が，動脈硬化などを起こして心筋に必要な血液量を供給できなくなり，一時的に酸素不足を起こす疾患の総称である。一時的な冠動脈の血流障害が狭心症で，冠動脈が閉塞して血流が止まり，心筋が壊死するのが心筋梗塞である。

　虚血性心疾患の原因には，高血圧症，脂質異常症，糖尿病，肥満症など動脈硬化を起こす疾患や喫煙・ストレスなどがある。狭心症の症状は，前胸部の不快感や締め付けられるような痛みなどであるが，持続時間は約数分と比較的短い。心筋梗塞は薬では痛みが改善できないほどの激痛で，持続時間も30分以上になるなど長く，早急に適切な処置をしないと死亡することがある。

（1）発作時の対応

●狭心症●

①運動や仕事中なら直ちに中止して，衣服を緩めて楽な姿勢にする。
②できれば側臥位にして保温する。
③ニトログリセリン舌下錠など冠動脈を広げる薬を服用する。
④発作が治まったら受診し，検査を受ける。

●心筋梗塞●

　狭心症の対応に以下の項目を加える。
①発作の始まった時間を覚えておく。
②救急車を呼び，専門の治療機関に速やかに搬送する。
③心肺が停止した場合は，専門家につなげるまで心肺蘇生法やAED（自動体外式除細動器）による救命処置を試みる。

（2）日常生活での注意

①原因になると思われる疾患があれば，治療をしておく。
②十分な睡眠をとり禁煙する。
③過食，過飲酒，肥満，ストレス，過度の労働などは避ける。
④激しい運動，興奮，便秘などを避け，血圧を上げない。
⑤急激な温度の変化を避ける。冬の暖かい所から寒い場所への移動や熱めの

一番風呂などは避け，夜間の排尿時にはしびんを使用するなど工夫する。
⑥ニトログリセリン製剤は，常に携帯する。
⑦発作を繰り返す可能性があるので，医師の指示を守り必要なら服薬をする。

2 高血圧症

　血圧とは血液が血管を押す圧力のことで，心臓から拍出される血液の圧力と量，血管の抵抗性などが関係している。一般には，最高（収縮期）血圧が140 mmHg 以上，かつまたは最低（拡張期）血圧が 90 mmHg 以上の場合を高血圧症という。

　高血圧症の原因の多くは不明であるが，他の疾病に伴って二次的に生じることもある。通常症状はないが，頭痛，めまい，動悸などが生じる場合もある。治療せず長く高血圧状態が続くと，全身に重篤な影響が生じ，合併症を引き起こす。

（1）予防と日常生活での注意
①過労を避け，十分な睡眠をとり，禁煙する。
②減塩に心がけ，肉より野菜や魚を多くし，標準体重を守る。
③急な温度の変化や便秘に気をつけ，血圧を上げないようにする。
④運動を行う場合，その種類や量は，主治医の指示に従う。
⑤毎日決まった時間に血圧を測定記録し，主治医に報告する。
⑥薬が出されたら指示どおりに服用する。

3 脳卒中

　脳卒中には，脳内の血管が破れて起こる脳出血，脳の血管が閉塞して起こる脳梗塞，くも膜下の動脈瘤が破れて発症するくも膜下出血などが含まれる。

　脳出血は高血圧症などの基礎疾患がある場合が多く，脳梗塞は動脈硬化や心臓にできた血栓などが血流に乗って移動し，脳の血管を詰まらせることなどで生じる。症状は障害された脳の部位によって異なる。くも膜下出血はどの年齢にも起こりうる疾病で，ハンマーで殴られたような激しい突然の頭痛で発症することが多い。

（1）発症時の対応
①救急車を要請して，できるだけ速やかに対応できる病院に搬送する。
②搬送するまでの間は，安静にして衣服を緩め，保温し，嘔吐による窒息を防ぐために回復体位にする。

（2）予防と日常生活での注意
①適度な運動をし，ストレスをためない穏やかな生活を心がける。
②血圧が高い場合には，標準体重を保ち減塩食にし，降圧薬などを服用する。

③急な血圧の上昇を防ぐために過量の飲酒，喫煙，激しい労働などは避ける。
④定期的に健康診断を受け，指摘事項があれば適切な対処をする。

4 肝臓・胆嚢の疾患

肝臓疾患には，肝炎，肝硬変，肝がんなど，胆嚢疾患では，胆石症，胆嚢炎などがある。

1 ウイルス性肝炎

アルコールや薬物などで発症する肝炎もあるが，ウイルスで生じる肝炎に，A型肝炎，B型肝炎，C型肝炎などがある。肝炎の症状は，風邪を引いたときのような倦怠感，食欲不振，発熱，嘔気などで，特に初期にははっきりした症状が出ないことも多い。

（1）発症時の対応

①食欲がないときには無理をせず炭水化物を中心とした食べやすいものを摂る。可能なら肝臓の修復のために十分なタンパク質やエネルギーを摂取する。
②嘔吐などが強いときには，水分やミネラルを十分補充する。
③食後は肝血流量を増やすために，安静にして横臥する。
④B型やC型肝炎の場合，血液が付着した物は罹患者が自分で始末する。

2 胆石症，胆嚢炎

胆石は，胆汁の成分などからつくられ，部位によって胆管胆石や胆嚢胆石などと称し，成分は現在ではビリルビンよりコレステロールのものが多い（図5-4）。

胆石があっても無症状のこともあるが，油脂の多い物を食べた後に，右季肋部や背部への疝痛などで発症することがある。疝痛，発熱，黄疸が三大症状である。胆嚢内の結石による刺激で胆嚢に炎症が起こり，細菌感染が重なると胆嚢炎が発症する。

（1）日常生活での注意

適正体重を保ち，過剰な脂肪摂取を控え，バランスのとれた食事をする。

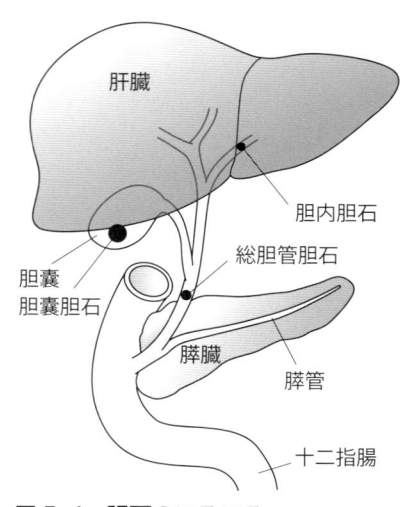

図5-4 胆石のいろいろ

（2）治　療

経口胆石溶解薬の服用や外科的に結石を取り出す治療が行われる。胆嚢炎を併発した場合は，抗生物質や利胆薬の服用，経皮経肝胆嚢ドレナージを行い，緊急を要するときには手術も行われる。

5 腎臓・尿路の疾患

腎臓など尿路系の疾患には，急性糸球体腎炎，尿路感染症，尿路結石症，前立腺肥大症などがある。

1 急性糸球体腎炎

本章①-4の項（p.111）を参照。

なかには慢性化したり，ネフローゼ症候群へ移行したりし，ついには透析の適応にまで進行する場合があるので初期の対応が大切である。

2 尿路感染症

一般には腎盂腎炎と膀胱炎をさし，高齢者にも若い人にも多い感染症で，大腸菌による場合が多い。症状は，排尿間隔が短くなり，尿の混濁，残尿感，排尿痛，発熱，下腹部のだるさなどが認められる。

（1）日常生活での注意

①水分を十分摂り，排尿を我慢せず，下腹部を清潔にして冷やさない。

②女性の場合は，排便後は前から後ろに拭き，逆には戻さない。

（2）発症時の対応

①受診して治療を受ける。検査結果が正常に戻り医師の許可が出るまでは，服薬を続ける。

②尿とともに菌を排出するため，通常より多目の水分を摂取する。

③栄養や休養をとり，下腹部を冷やさないで免疫の働きを強める。

3 前立腺肥大症

前立腺が年齢とともに肥大して尿道を狭め，排尿困難をきたす疾患である。症状は，尿の勢いが弱くなり，排尿に時間がかかり，残尿感を感じ，夜間の排尿回数が多くなるなどである。長く座っていたり飲酒などで前立腺が充血すると尿閉が起こり，救急外来を受診する場合もある。

（1）日常生活での注意

①冬の夜間の温度差による危険を減らすために，しびんを利用したりポータブルトイレを寝室に置く。

②水分は制限しない。
(2) 治　療
　初期には投薬治療もあるが，残尿が多くなると手術の適応となる。

❹ 尿路結石症
　尿の成分や細菌の塊などが核になり結石が形成される。結石のできた場所によって，腎臓結石，尿管結石，膀胱結石，尿道結石などに分類される。女性より男性に多く，結石が尿路をふさぐと激しい痛みを生じる。
(1) 発症時の対応と治療
①受診して，激痛を軽減して排尿ができるように緊急処置を受ける。
②疼痛が治まったら，結石の大きさなどを考慮して，服薬したり，尿管に内視鏡を入れて石を砕いて回収したり，体外から衝撃波を当てて砕石したりなどの処置を受ける。自然に排石する場合もある。
(2) 日常生活での注意
①適正体重を維持し，水分を多めに摂る。
②尿をアルカリ性にする果物，野菜，海藻などを多めに食べる。
③再発を防ぐには，水分摂取量などライフスタイルの見直しが大切である。

⑥ 生殖器疾患・性感染症（STD）

　男性生殖器には精巣や前立腺など，女性生殖器には，腟，子宮，卵管，卵巣などがある。この項では月経困難症の原因の一つである子宮内膜症と，性感染症として AIDS を取り上げる。

❶ 子宮内膜症
　子宮内膜症は，子宮の内膜が子宮内膜以外の部位にも存在するため，月経時に下腹部痛，腰痛，月経困難症，および不妊などを引き起こす疾病である。
　卵巣に子宮内膜がある場合には，古い血液が貯留してチョコレート囊胞を形成することがあり，また子宮を全摘する場合もある。子宮内膜症は増加傾向にあり，若い女性の月経困難症の場合には考慮すべき疾病の一つである。
(1) 日常生活での注意
　月経痛などがある場合には，早めに検査を受ける。
(2) 治　療
①ホルモン補充療法を受ける。
②卵巣や子宮の摘出，癒着剝離などの手術が行われることがある。

2 AIDS（エイズ）

　AIDS は，HIV の感染による疾病で，免疫に重要な役割を担っている T リンパ球に感染増殖し，次第に T リンパ球を破壊して，免疫能を低下させる疾病である。HIV は皮膚を通過することはできないが粘膜は通るため，性的接触や，血液，体液から感染したり，産道などでの母子感染が起こる。

（1）AIDS の予防と注意
①血液検査を受け，感染の有無を確認しておく。
②性行為時には，必ずコンドームを使用する。
③検査は，感染の可能性のある行為があってから 3 か月程度経過した後に受ける。保健所などでは，無料匿名で検査している。

（2）感染している場合の対応
① HIV 感染症治療薬を一生飲み続け，発症を抑える。
②他人に感染させないように，血液など体液の処理には細心の注意を払う。
③免疫力が低下するため，感染症に気をつける。生ものなどを控えたり，インフルエンザ感染などに注意し，感染症にかかっている人には近づかない。
④長期にわたって医療費が必要なため，認定条件を満たせば障害者手帳を申請して補助を受ける。

> HIV
> human immunodeficiency virus のこと。AIDS の原因とされるウイルス。

7 貧　血

　赤血球の中に含まれている赤い色素で酸素を全身に運搬しているヘモグロビンの単位体積当たりの量が少なくなった状態をいう。

　貧血には，鉄欠乏性貧血，悪性貧血，葉酸欠乏性貧血，再生不良性貧血，溶血性貧血，運動性貧血など多種あるが，患者数が多いのはヘモグロビンを構成する鉄が不足するために起こる鉄欠乏性貧血である。

　貧血の種類にもよるが，頭痛，倦怠感，易疲労，めまい，微熱，無月経，皮膚の蒼白，労作時の息切れ，心拍数の増加，心雑音，まぶたの内側の赤みの減少（図 5-5）などの症状がある。

> ヘモグロビン量の標準範囲の下限
> 男性では 13 g/dL，女性では 12 g/dL とすることが多いが，妊娠中の女性の場合には 11 g/dL と考えることがある。

1 鉄欠乏性貧血

　鉄が不足する原因は，①ダイエットや偏食，疾病などによって必要量の鉄が摂取不足の場合，②胃酸低下や胃切除などによる鉄の吸収不足，③成長期や妊娠などで鉄の需要が増加した場合，④消化性潰瘍や悪性腫瘍の出血などで鉄の喪失が増大した場合，などである。

（1）予　防
①栄養バランスのとれた食事内容を心がける。

②検査を受け貧血の有無を確認する。
(2) 治　療
①原因疾患がある場合は，その疾患を治療する。
②鉄分を多く含む食品や，吸収しやすい鉄に変えるビタミンC，良質のタンパク質などを多めに摂る。
③必要なら鉄剤を服用したり，輸血などを受ける。

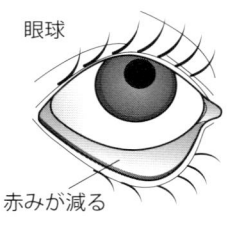

図5-5　貧血

2 悪性貧血

　胃全摘後などで胃粘膜からの内因子が欠乏してビタミン B_{12} を体内に吸収できず，造血細胞のDNA合成が阻害されるために生じる貧血である。高齢者での発症も多く，貧血症状のほかには，手足のしびれ感，感覚低下，運動障害などの神経症状や舌炎などが認められることがある。

(1) 治　療
①胃を全摘した場合には，ビタミン B_{12} を非経口的に生涯補う必要がある。
②極端な菜食主義者などの場合には，ビタミン B_{12} を多く含む食物を摂る。

内因子
胃壁細胞でつくられる糖タンパク質。回腸末端からビタミン B_{12} を吸収するには，不可欠な物質である。

8 痛　風

　痛風は男性に多く女性には少ない疾病で，体内の尿酸の濃度が高いまま長く放置すると，尿酸結晶が析出し発症する。
　尿酸は，細胞の核酸に含まれているプリン体から生じる。通常では，体内に一定量以上蓄積することはないが，産生が多くなりすぎるか，排泄が少なすぎるか，あるいは両方が重なって体内の尿酸濃度が高くなって発症する。
　男性の尿酸濃度は7 mg/dL以上を，女性は6 mg/dL以上を高尿酸血症と考える。症状は，母趾の中足趾節間関節に急性関節炎が生じて痛んだり，骨や軟骨の破壊が起こったりする（図5-6）。結晶が腎臓に生ずると腎炎や腎障害が起こり，さらに尿路に結石を生じたり，血管障害などを合併することもある。

(1) 日常生活での注意
①高エネルギー食を避け，適正体重を維持する。
②プリン体の多い動物の内臓などを控え，穀類や乳製品などを摂る。
③水分を十分摂り，尿からの尿酸の排泄を促す。
④ビールなどアルコールの過剰摂取を控える。
⑤肉などの酸性食品を控え，野菜などのアルカリ性食品を多く摂る。
⑥尿酸を増やすので，糖尿病や減量などによる飢

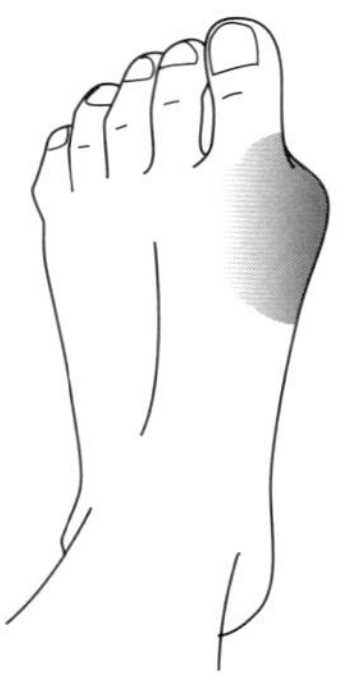

図5-6　痛風による関節炎

餓状態に注意する。

（2）治　療

①痛風発作時には作用の強い鎮痛消炎剤を服用する。

②発作が治まった後は尿酸合成を抑え，排泄を促し，尿をアルカリ性にする薬などを服用することが多い。

⑨ メタボリックシンドローム

　脂質異常，高血圧，糖尿病，肥満などが重なると動脈硬化のリスクが高まるため，表5-5に示したようなメタボリックシンドロームという疾病の概念が定められた。ウエスト周囲径に加えて3項目のうち，少なくとも2項目以上を満たす場合をメタボリックシンドロームと定義した。

表5-5　メタボリックシンドローム診断基準

腹腔内脂肪蓄積	
ウエスト周囲径 （内臓脂肪面積 100 cm^2 に相当）	男性 ≧ 85 cm 女性 ≧ 90 cm
上記に加えて以下のうち2項目以上	
高トリグリセリド血症 　　　　　　　かつ/または 低 HDL コレステロール血症	≧ 150 mg/dL ＜ 40 mg/dL（男女とも）
収縮期血圧 　　　　　　　かつ/または 拡張期血圧	≧ 130 mmHg ≧ 85 mmHg
空腹時高血糖	≧ 110 mg/dL

（日本内科学会誌, 2005）

１ 脂質異常症

　メタボリックシンドロームの定義に関係する脂質は，トリグリセリド（TG）とHDLコレステロールである。食事で摂取された脂質は，小腸壁でTGに変えられて肝臓に運ばれるが，多く蓄積されると脂肪肝などを生じ，また脂肪組織にたまりすぎると肥満を起こす。

　基準値以上の高TG血症や低HDL血症および高LDL血症を脂質異常症といい，動脈硬化を促進する要因になる。コレステロールは動物性食品などにも含まれているが，体内で合成されるほうが多い。また，血中脂質の異常をきたす原因には食物以外にも，家族性高脂血症などの遺伝子の異常，甲状腺機能低下など内分泌異常やネフローゼ症候群などの腎疾患に伴うものなどもあるので，必ずしも食事内容で改善されるものではないが，肥満や食習慣の是正は必要である。

　血液検査で脂質異常症と診断されることが多いが，急性膵炎，冠動脈疾患，

> **トリグリセリド（TG）**
> 中性脂肪ともいわれ，エネルギー源として使われる。余分なエネルギーは，この形で蓄えられている。
>
> **HDL**
> 血管壁からコレステロールを剥がして動脈硬化を防ぐ働きがある。いわゆる善玉コレステロールである。
>
> **LDL**
> 血管壁にコレステロールを運ぶ低比重リポタンパク。動脈硬化を促進するので，悪玉コレステロールともいわれる。

脳梗塞などの検査で指摘されることもある。症状は一般にはないが放置すれば次第に動脈硬化を促進する。

(1) 日常生活での注意
①適正な摂取エネルギーとバランスのとれた食事で適正体重を維持する。
②有酸素運動などを適度に行う。
③食物繊維を多めに摂取し，調理法などを工夫して動物性脂肪を少なくする。
④血中脂質を定期的にチェックする。

(2) 治　療
①原因となる基礎疾患があれば治療をする。
②食事療法や運動療法でも改善しないときには，薬物療法となることもある。

2 高血圧症

本章②-3の項（p.125）を参照。

3 糖尿病

　糖尿病とは，膵臓から分泌されるインスリンの量が足りないか効きが悪いために生じる高血糖の持続を特徴とする疾患である。

　糖尿病は初期には症状がないが，放置しておくと血管が障害され，腎臓障害が悪化して透析治療が必要になったり，網膜症から失明したり，神経障害を起こしたり，いわゆる糖尿病の三大合併症を呈するようになる。

　しかし，血糖をきちんとコントロールしていれば，合併症の発症を予防したり遅らせることができる。糖尿病には免疫が関与している1型と9割以上を占める肥満や運動不足や体質などが原因の2型などがある。

(1) 日常生活での注意（1型，2型共通）
①定期的に検査をして血糖値やHbA1c値を標準範囲内に保つようにする。
②食事は決められたエネルギーを，栄養のバランスを考えて1日3回規則正しく摂り，よく噛んで急な血糖値の上昇を抑える。
③標準体重を心がけ，禁煙に努める。
④インスリンの効きをよくするので歩くなどの有酸素運動をする。
⑤経口薬が投与された場合には，服薬時間や量などを守る。
⑥副作用と思われる症状が出たら，すぐに主治医に相談する。
⑦低血糖が起こったときの対策として，砂糖やジュースなどを常に携帯する。
⑧外出時には，現在服用している薬やインスリンの種類や量がわかるようにし，かかりつけ医の電話番号などをリストバンドに書いて身につけておく。

> **1型糖尿病**
> インスリン注射が基本で，そのうえに食事療法と運動療法を行う。
>
> **2型糖尿病**
> 基本は食事療法と運動療法で，コントロールが不十分なときには，経口血糖降下剤やインスリンを使うことがある。

3 精神疾患

1 メンタルヘルス，自殺対策

■1 メンタルヘルス

メンタルヘルス（mental health）とは，ストレス，悩みなどを上手にコントロールして，心の健康を保つことである。そのためには，周囲の人々との関係を良好にして，自分の思うように自分のペースで生活していくのが望ましい。しかし現実はゆっくり考える暇もなく，次々に結果を出さねばならず，人間関係も難しく，求められる要求や水準に合わせるために無理を重ねて心の健康を崩しがちである。

（1）メンタルヘルスを良好に保つ
①十分な睡眠時間を確保して，身体を休める。
②自分のペースを守り，無理をして頑張らない。
③時には一人の時間をつくり，好きなことをしてゆっくり過ごす。
④家庭や職場などの人間関係をできるだけよくしておく。
⑤小さなことでも自分なりに楽しめるようにする。
⑥物事を悲観的でなく楽観的にとらえるようにする。
⑦ストレスなどに負けない精神力を少しずつ鍛えておく。

（2）気持ちが沈んでいるとき
①聞き流す，やり過ごす，なかったことにするなどと考えて，好きなことをして当座の時間を過ごす。
②重大な決断は先延ばしにする。
③相手や自分に完璧を求めないで，ときには6割ぐらいでよいと考える。
④信頼できる人や専門家に相談する。
⑤やむをえないときには，無理せず休職や休学をする。

2 自殺対策

　日本の自殺者の数は年3万人を超え続けたこともあり，その原因としてよくあげられるのが，不景気による失業など経済状態の悪化，サービス残業などを含む過重労働，複雑で緊張を強いられる人間関係，健康状態の悪化などである。誰でも人は生きていれば，次々に問題が起こり，その解決も思うようにいかないことが多く，いつも心が元気というわけにはいかない。近頃のように混沌として先の見えにくい世の中では，将来に対する漠然とした不安や希望のなさなども重なり，心の健康を害する人々が増加する傾向がある。

　自殺は，家族，近隣，職場など周囲の人々にも大きな悲しみと衝撃を与え，社会的にも多大な損失であるため，自殺を防止する工夫と努力が周囲の人々にも求められる。自殺念慮のある人は，周りからみても気がつく徴候があることがある。たとえば，食欲がないなどの体調の不良，何か心配事があるような様子，人を何となく避けている様子，身の回りを整理している様子などである。過去に自殺未遂をしたことがある人にも注意が必要である。このようなサインを感じたら，それとなく相談に乗ったりして自殺を未然に防ぐ。

（1）自殺の予防
①体調が悪いときには，早めに受診して治療を受ける。
②あまり思いつめず，好きなことをして上手に気分転換を図る。
③物事を客観的に考えて，うまくいかないことを自分のせいばかりにしない。
④自分を過小に評価しすぎない。
⑤困ったことは周囲の人に相談するか，早めに専門家などの力を借りる。

（2）周囲の人の対応
①相談しやすい雰囲気をつくる。
②自殺を企てていると感じた場合には，専門家に相談したり，医療につなげて入院も考え，いつも誰かがそばにいて一人にしない。
③うつ病，薬物依存，統合失調症などの精神の疾病を罹患していると考えられる場合には，医療機関につなげ適切な治療を受けさせる。
④自殺は，あまりに落ち込んでいるときより少し元気な頃に実行されることが多い。回復傾向にあるときでも気を抜かないで見守る。

2 統合失調症とうつ病

1 統合失調症

　統合失調症は，思春期から30歳代前半と比較的若い人に多く発症し，原因は素因だけではなく，ストレスなどに弱い性格や周囲の環境などにも関係

があるのではないかと考えられている。脳内のドパミンなどとの関連も指摘されているが今もって詳細は不明である。

　症状は，大別すると急性期と消耗期と回復期に分けて考えられる。急性期には，幻覚・妄想・興奮・緊張状態などが出現し，自分の考えが誰かに盗まれる，自分がだれか他人に操作されているなどと訴えることがあり，周囲の人々が対応に苦慮する時期である。あまり家族や近隣などに迷惑を及ぼす場合には，対応してくれる機関などに早めに介入してもらうことを考える。

　急性期で体力を使い，心のエネルギーを失う場合が多く，それを補うための期間が次に続く消耗期である。消耗期では，寝ている，疲れやすく根気がない，動かないで引きこもる，感情が乏しく服装や身体の清潔にも構わなくなり，何日も下着を替えない，入浴しないなどの諸状況が観察される。この時期を過ぎると回復期に入り，少しずつできることが増えていくが，急性期より消耗期や回復期のほうが長い場合が多く，近くにいる人々は忍耐を強いられる時期でもある。

　統合失調症は再発する病気であり，このようなことが何回も繰り返されがちなので，服薬を怠らず，再発の徴候を早めにとらえることが大切である。

（1）急性期の対応
①睡眠を十分とれるようにして，できるだけ休ませる。
②かかりつけ医に相談し，投薬や場合によっては入院も考える。
③自傷他害の恐れがあるときには周囲の人々は安全なところに避難し，場合によっては公的機関の力を借りる。

（2）消耗期・回復期の対応
①主治医や保健所などと緊密な連絡を取りながら，ゆっくりと回復を待つ。
②処方された薬を指示どおりに服用する。薬は一生飲み続ける必要がある。
③昼夜逆転にならないように，生活のリズムを整える。
④非常識さや物事に対するだらしなさは，病気のためと考えて責めない。
⑤主治医の許可が出るまで学校や職場などは休み，治療に専念する。

（3）日常生活での注意
①周囲の人たちと日常生活を円滑に送るための常識を身につける。
②ストレスに対処する方法を少しずつ身につける。
③保健師などとも相談して，地域で受けられる支援を受ける。
④家族はあまり病者に振り回されず，自分たちの日常生活を普通に送る。
⑤家族は家族会や趣味の会などにも参加して，他人とも触れ合うようにする。

2 うつ病

　古典的なうつ病は，真面目な性格の人が，今までの自分のやり方では新し

うつ病
生涯の罹患率が約10％と考えられているきわめて多い疾病である。うつ病には，以前から認められている古典的なうつ病と，躁状態とうつ状態を繰り返す型，また，いわゆる「新型うつ病」といわれるタイプなどがある。

い状況に対応できなくなったり，過労などで発症し，夜眠れなくて極端に朝早く目が覚め，食欲がなく，午前中は体調が悪く夕方になると元気になるというタイプである。回復には服薬しながらゆっくり休むことが重要で，通常は半年〜1年ぐらいで以前の状態に戻る場合が多い。

「新型うつ病」といわれるものは若い人に多く，薬にあまり反応せず，自分中心に物事を考え，学校や会社などを休んでもあまり罪悪感を感じたり悩んだりせず，休んでいる間は本業以外の趣味やアルバイトなどは普通にできる。不都合の原因は自分にはなくほかにあると考え，あまり自分を責めたり悩んだりしないタイプであるが，このタイプの位置づけなどの詳細は現時点では明らかではなく，今後の調査や研究が待たれるところである。

うつ病は，自殺の可能性があるので注意が必要であるが，自殺は，うつ病が悪化しているときよりはむしろ，始まりや治りかけに多いので，それらの時期には一人にしないことが大切である。

（1）予　防
本章③-1の項（p.133）を参照。

（2）治　療
①仕事や学業は一時中断し，ゆっくり休養をとる。
②無理しないでマイペースで過ごす。
③治療の基本は薬であり，指示どおりの服薬を続ける。

（3）家族などの対応
①本人がゆっくり休める環境をつくる。
②本人を特別扱いしたり励ましたりせず，静かにさりげなく見守る。
③意に沿わないことがあっても叱ったりして追い詰めない。
④自殺の危険を感じるときには一人にせず，入院なども考える。

③ 認知症（若年性認知症を含む）

認知症とは記憶の障害のほかに，言葉や行動や視覚など多方面からの情報を正確に認知できないために，人間関係を円滑に保ちながら日常生活を普通に送ることができなくなった状態をさす。人は誰でも年齢を重ねるともの忘れや思い違いなどはある程度はあるが，認知症と正常の人のもの忘れの大きな違いは，普通の人のもの忘れは行為の一部を忘れることであるが，認知症では行為そのものを覚えていないことである。

普通の人のもの忘れの場合は，時間や場所や人などは理解でき，また新しいことを学習する力もあり，自分の記憶が少しずつ低下していることを自覚できているが，認知症の場合には，時間や場所や人なども理解できなくなり，

新しいことは記憶できにくく，自分では記憶力が低下していることも十分認識できず，記憶力の低下も急激に起こってくることなどである。

18歳以上65歳未満で生じてくる認知症を若年性認知症ということがある。認知症の原因は，脳出血や脳梗塞などの脳血管障害によるもの，アルツハイマー型認知症やレビー小体型認知症などのように脳細胞に異常なタンパク質などが蓄積したもの，アルコール依存症や代謝異常症などのような全身性疾患，脳腫瘍や頭部外傷などとさまざまである。若年性認知症の場合も，同様の原因が考えられるが，いまだ原因がよくわからないものもある。

認知症の診断には，長谷川式簡易知能評価スケール（表5-6）などもよく利用されている。

認知症の看護をすべて一人で，または家族だけで担うのは困難なため，家族は精神的なサポートなどに力を注ぎ，他の部分はできるだけ公的サービスや民間サービスを利用し，それぞれの専門家に委ねることを考えるのもよい。特に働き盛りの人が発症する若年性認知症の場合は，進行が早く症状も

表5-6 改訂長谷川式簡易知能評価スケール

❶お歳はいくつですか？（2年までの誤差は正解）		0　1
❷今日は何年の何月何日ですか？何曜日ですか？ 年月日，曜日が正解でそれぞれ1点ずつ	年 月 日 曜日	0　1 0　1 0　1 0　1
❸私たちがいまいるところはどこですか？ 自発的に出れば2点，5秒おいて家ですか？病院ですか？施設ですか？のなかから正しい選択をすれば1点		0　1　2
❹これから言う3つの言葉を言ってみてください，あとでまた聞きますのでよく覚えておいてください。 以下の系列いずれか1つで，採用した系列に○印をつけておく 1：ⓐ桜　ⓑ猫　ⓒ電車　2：ⓐ梅　ⓑ犬　ⓒ自動車		0　1 0　1 0　1
❺100から7を順番に引いてください。 100−7は？，それからまた7を引くと？と質問する。 最初の答えが不正解の場合，打ち切る	100−7 93−7	0　1 0　1
❻私がこれから言う数字を逆から言ってください。 3桁逆唱に失敗したら，打ち切る	6−8−2 3−5−2−9	0　1 0　1
❼先ほど覚えてもらった言葉をもう一度言ってみてください。 自発的に回答があれば各2点，もし回答がない場合以下のヒントを与え正解であれば1点 ⓐ植物　ⓑ動物　ⓒ乗り物		ⓐ：0　1　2 ⓑ：0　1　2 ⓒ：0　1　2
❽これから5つの品物を見せます。それを隠しますのでなにがあったか言ってください。 時計，鍵，タバコ，ペン，硬貨など必ず相互に無関係なもの		0　1　2 3　4　5
❾知っている野菜の名前をできるだけ多く言ってください。 答えた野菜の名前を右欄に記入する。途中で詰まり，約10秒間待ってもでない場合にはそこで打ち切る 0〜5＝0点，6＝1点，7＝2点，8＝3点，9＝4点，10＝5点		0　1　2 3　4　5
満点：30点（20点以下は認知症の疑いあり）	合計得点	点

重いことがある。この場合は社会的にも影響が大きく，家族の生活が立ちゆかなくなる可能性もあるため，できるだけ外部の支援を導入することが必要である。

(1) 予防と日常生活での注意

①転倒や骨折をして寝たきりにならないように，適度な運動をする。
②判断力があるうちに，家族などに自分の今後の過ごし方やしてほしいことなどを文書などにして伝えておく。

(2) 家族の心構えと看護

①認知症のようにみえても，他の疾患によることがあるので，専門医の診断を受ける。
②できるだけ慣れている環境で，過ごせるようにする。
③本人の生活習慣を大切にして，毎日同じようにして過ごす。
④食事は，バランスのとれた食べやすい料理を少しずつ出す。
⑤脱水にならないように水分補給に気をつける。
⑥骨折をしないよう室内外を整理整頓し段差をなくし手すりなどをつける。
⑦こまめに話しかけて良好な関係を保ち，不穏な状態に陥らないようにする。
⑧できることは自分でしてもらう。
⑨失敗して不愉快な気分にならないように，さりげなく早めに手助けをする。
⑩身体を動かすためにもデイサービスなどへの参加を試みる。
⑪問題行動は，抗精神病薬によるコントロールも可能になりつつあるので，主治医に相談する。
⑫夜間徘徊時は，部屋を明るくし温かい食べ物を与え，話し相手をする。
⑬家に帰るというときには一緒に出かけ，その間に別のことに関心を移す。
⑭物盗られ妄想には，否定しないで一緒に探す。
⑮介護サービスなどを利用して無理のない介護をする。
⑯必要なら，グループホームや特別養護老人ホームなどへの入所も考える。
⑰家族は家族会などへも参加して，孤立しないようにする。

4 がんの治療と予防

1 悪性腫瘍

　悪性腫瘍（がん）とは，細胞が変異して無秩序に限りなく増殖していく状態で，正常組織にもぐり込んで組織を破壊したり，転移を繰り返したりして最終的には個体を衰弱させて死に至らしめる疾患である。現在，日本人の死亡者数の最も多い疾患ががんで，そのなかでも喫煙との関係が指摘されている肺がんが一番多い（図5-7）。

　がんの主な原因は，タバコの煙などに含まれている発がん物質や放射線やヒトパピローマウイルスのようなウイルスなどであるが，動物性脂肪の過剰摂取と食物繊維の摂取不足などと大腸がん，脂肪の摂りすぎと乳がんとの関係などが示唆されており，食生活なども発がんに関与している。したがって，がんは日常の少しの注意の積み重ねで発症の危険を減らすことができる疾病でもあるので，生活習慣病の一つとして取り扱われるようになった。

　がんはいくつかの段階を経て発症するので，初期には症状が目立たないこ

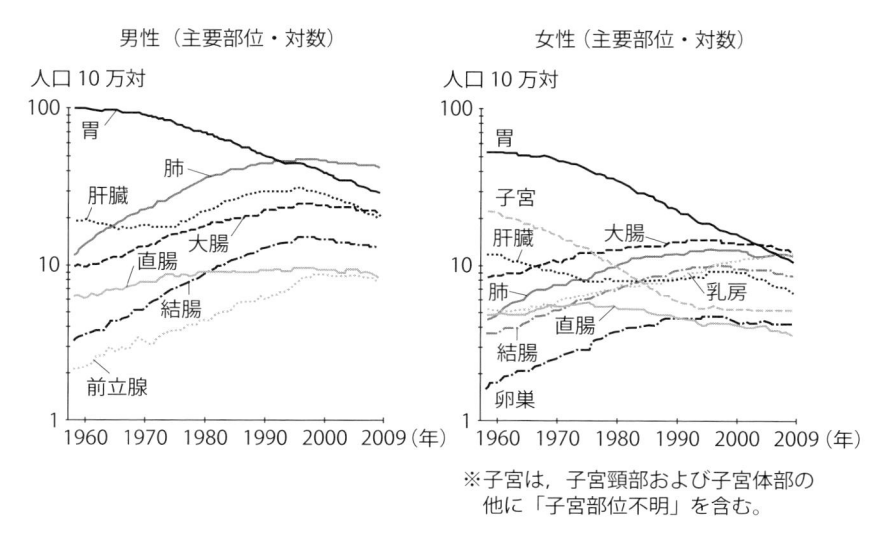

※子宮は，子宮頸部および子宮体部の他に「子宮部位不明」を含む。

図5-7　部位別がん年齢調整死亡率の推移（1958～2009）

とが多いので，検診を受けて早く発見し，初期に治療することが大切である。がんが初期の場合で完治が見込まれる場合には，がんの告知はあまり問題にならない場合が多く，むしろ告知を受けて積極的に治療に協力してもらうという利点などがある。しかし，進行して完治できないがんを告知するかどうかということは今なお難しい問題がある。本人の年齢や日頃の考え方やがんの広がりや転移などの状況にもよるが，最近では完治の望みがなくても告知を希望する人が増えてきている。治らない場合でも自分の後始末を自分できちんとつけたいので告知を希望するという人もいるが，年配者で完治が望めない場合などの告知は難しい場合がある。

(1) 予防と日常生活での注意

①国立がん研究センターは，「がんを防ぐための 12 か条」として，表 5-7 の内容を提唱している。

表 5-7　がんを防ぐための 12 か条

1. バランスのとれた栄養を摂る
2. 毎日，変化のある食生活をする
3. 食べすぎを避け，脂肪は控えめにする
4. お酒はほどほどにする
5. タバコは吸わない
6. 食べものから適量のビタミンと食物繊維を摂る
7. 塩辛いものは少なめに，熱いものはさましてから食べる
8. 焦げた部分は避ける
9. かびの生えたものには注意する
10. 日光に当たりすぎない
11. 適度に運動をする
12. 身体を清潔にする

その他として，

②有効と考えられているがん検診を定期的に受ける。

③ワクチン（B 型肝炎ウイルスやヒトパピローマウイルスなど）接種を考える。

(2) 治　療

①主治医から十分な説明を受け，納得したうえで治療を受ける。

②場合によっては，セカンドオピニオンなども利用する。

③治療法は，がんの部位，転移の有無，体力，合併症などを総合判断して決められるが，根治が可能な場合には，手術をすることが多い。

④手術と放射線療法，化学療法，免疫療法などを組み合わせることがある。

⑤放射線や神経ブロックなど，また自分でコントロールできる経口鎮痛薬などを利用して苦痛の緩和を図り，生活の質を上げる。

⑥精神的な苦痛には，鎮静薬などの薬剤の使用を試みる。

⑦経済的な問題などについては，医療ソーシャルワーカーなどと相談する。

5 看取り

1 危篤と死

　危篤とは病気が重く命が危ういことだが，危篤状態に陥ったといわれたときには死を避けることができない状態であると考え，家族も本人も残された時間を悔いのないように過ごすことが大切である。

　本人の体調が許すなら会いたい人に会ってもらい，家族に囲まれて，できるだけ身体的精神的苦痛を少なくするような処置や投薬などを受けて，そのときを迎えるようにする。現在の多くの死は病院の中で，医療器械やチューブにつながれ，家族が会う時間も制限され，人の眼に触れにくい形でひっそりと看取られがちのため，死は日常生活からは遠い存在になってしまっている。

　しかし，本人が希望するような，残された家族にも悔いが残らないような，慣れ親しんだ自宅で，家族とともに自然な形で静かに最期のときを迎えたいと願う人々もいる。

　最期のときを病院で迎えようが自宅で迎えようが，いずれにしても危篤状態の人に身近に接する家族は，危篤時に身体がどのような変化を示すかをあらかじめ心に留めて，冷静にそのときを迎える気持ちの準備をしておく必要がある。

（1）危篤時にみられる身体の変化
①次第に物が飲み込みにくくなり，むせやすくなる。
②尿や便をコントロールしにくくなる。
③意識が少しずつはっきりしなくなり，話しかけても反応が鈍くなる。
④呼びかけると目を開けるが，うとうとしている状態が続く。
⑤意味がわからないことを言ったり，急に手足を動かすことがある。
⑥体温が低下し，尿量が減り，血圧が低下する。
⑦脈拍や呼吸が乱れる。
⑧顎を上下に動かす下顎呼吸が始まる。

⑨呼吸の間隔が長くなり，フーと息を吐いて呼吸が停止する場合がある。
⑩脈が触れなくなり，瞳孔反射が消失する。

（2）危篤時の看護

①誰かがいつもそばにいる。
②スキンシップを図り，安心させる。
③食べたいものを好きなときに好きなだけ食べてもらう。
④誤嚥を防ぐために，とろみなどをつける工夫をする。
⑤次第に食べられなくなるが，可能なら水分と栄養になるものなどを与える。
⑥負担をかけない範囲で足浴など部分清拭を行い，衣類を替え清潔を保つ。
⑦必要なら体調をみて，腹部マッサージや浣腸などを行い排泄を促す。
⑧温シップ，マッサージ，体位変換などを行い，身体を楽にする。
⑨医療職者と相談しながら，本人の好きなように過ごしてもらう。

（3）危篤時の家族の対応

①体力や神経を使うので，家族は交代できちんと休む。
②身内などにそれとなくお別れをしてもらう。
③家族は徐々に死を受け入れ，本人には無理に頑張らせない。
④死亡直前に出る症状などについて，心の準備をし冷静に対応する。
⑤最期に着せる本人の好む衣類や入れ歯などを準備しておく。
⑥急変時に延命治療などをどうするかを主治医とあらかじめ相談しておく。
⑦親せきなどの連絡先リストをつくっておく。
⑧通夜・葬儀を行う場合には，必要なら葬祭業者と下相談をする。

2 家での看取り

　近頃は，特別養護老人ホームなどの老人介護施設やホスピスや自宅なども看取りの場所として考え直されている。治療しても回復の見込みがない場合，静かに残された時間を家族に囲まれて，自宅など病院以外で過ごしたいと望む人々も増えている。病院でつらい治療に苦しみ，助からない命をただ延ばすだけの処置ではなく，自分に残された時間を，家族とともに住み慣れた自宅で，苦痛は訪問在宅医（訪問医）などにやわらげてもらいながら，その人らしい最期の時間を過ごす，自宅での看取りが考え直されている。

　現在ではがんなどの苦痛の除去法も普及しつつあり，開業医や病院にも，在宅医療を扱う医師が徐々に増加し，介護保険制度などの充実もあって，自宅での看取りの環境が整いつつある。

　近年では，死をあまり身近に接してないので，普段は死について考えなくなっているが，最期まで自宅で過ごしたい場合には，最期をどのように迎え

死後の処置
①看護師などに身体をきれいに拭いて，顔を整え，着替えをしてもらう。
②死後硬直が起こる前に入れ歯などを入れ，手の位置などを整える。
③病院で亡くなったときには，退院の手続きをして死亡診断書を必要枚数もらい，寝台車を手配して自宅や葬儀会場に移る。

老人介護施設
一般に介護を行う高齢者の施設全般をいう。ここでは，主に介護保険が適用される3施設，すなわち，特別養護老人ホーム（特養），介護老人保健施設（老健），療養型医療施設（療養病床）などをさす。

たいのか本人も家族も考えておく必要がある。

（1）元気なときにしておく準備

①自分の最期をどのように迎えたいのかを家族に伝え，できれば書面にしておく。一人暮らしの場合でも専門家などに相談して，できる準備をしておく。

②訪問して看取りを行う近所の病院や診療所を調べておく。

③信頼できるケアマネジャー・訪問看護師・訪問医などを探しておく。

④口から食事が摂れなくなったときにはどうしたいのかを，家族などに伝えておく。

⑤少しずつ不要なものを整理し，残された人が困らないようにしておく。

（2）家族の対応

①本人の好みに合う心地よい部屋を居室にする。

②誰かがいつもそばにいて，さびしい思いをさせない。

③会いたい人がいる場合には，体調が許す範囲で会ってもらう。

④外部との窓口になるキーパーソンを決め，連絡などはその人を通して行う。

⑤介護は長く続くことがあるので，すべてを家族だけで引き受けず，介護保険などで受けられる支援やホスピスなども利用して，できることをできる範囲で行うようにする。

⑥痛みは訪問医に相談し，自宅でできる鎮痛薬などを処方してもらう。

⑦口から食べられなくなったときの本人の希望を，訪問医などに伝えておく。

⑧いずれ訪れる最期のときを迎える心の準備をしておく。

⑨容態が急変した場合にどのように対処するかを，訪問医などと相談しておく。延命処置を希望するかどうか本人の希望を把握しておく。

⑩自宅で死亡したときには，かかりつけの訪問医が多くの場合死亡診断書を発行するが，臨終に医師が立ち会えなかった場合の死亡確認についても訪問医とよく相談しておく。

⑪医師による死亡確認がないと，警察による検死が行われることがある。

参考文献
- 村松陽子：「発達障がい」とは何か．小児看護，35（5）：528-533，2012．
- 広瀬宏之：神経疾患．小児科，48（8）：1163-1171，2007．
- 森川昭廣監修：標準小児科学，第7版．医学書院，2009．
- 伊藤順一郎：統合失調症／分裂病とつきあう．保健同人社，2002．
- 春日武彦：はじめての精神科．医学書院，2011．
- 北山翔子［対談］村瀬幸浩：エイズ・STDと性の教育．十月舎，2002．
- 春秋社編集部：ホスピスケアーの選び方ガイドブック．春秋社，2002．
- 田中　明，加藤昌彦編著：新版臨床栄養学．建帛社，2011．

死亡診断書の発行
医師法20条には「医師は自ら診察しないで治療し，若しくは診断書若しくは処方せんを交付し，自ら出産に立ち会わないで出生証明書若しくは死産証明書を交付し，又は自ら検案をしないで検案書を交付してはならない。ただし，診察中の患者が受診後二十四時間以内に死亡した場合に交付する死亡診断書については，この限りではない」と明記されている。すなわち死亡時に立ち会わなくても，24時間以内に診察して，生前に診察していた傷病に関連した死亡であると判定できる場合には，通常死亡診断書は発行してもらえる。

- 苛原　実：認知症の世界へようこそ．ヒポ・サイエンス出版，2012．
- 長尾和宏：「平穏死」10の条件．ブックマン社，2012．
- 中村丁次編著：栄養食事療法必携，第3版．医歯薬出版，2005．
- 中島健二：痴呆性老人ケアマニュアル．金芳堂，1997．
- 長谷川和夫，加藤登志子，笹森貞子：みんなの介護．樋口恵子，堀田　力監修，④家族の介護プロの介護，法研，1999．
- ユージン　ブラウンワルドほか編著：福井次矢，黒川　清日本語版監修：ハリソン内科書，第15版．メディカル・サイエンス・インターナショナル，2003．
- 治療学，30（9），1996．
- 精神科治療学，25（2），2010．

付　録

1 介護保険制度 (図1)

1 介護保険制度の趣旨
①介護の社会化：介護を社会全体で支える。
②自立支援：高齢者の自立を支援することを理念とする。
③利用者本位：利用者自身による選択。
④サービスの総合化：多様な事業主体から保健医療サービス，福祉サービスを総合的に受けることができる。
⑤社会保険方式：給付と負担の関係が明確。
⑥在宅（居宅）介護重視。
⑦介護予防とリハビリテーションの充実。

2 介護保険制度における保険者と被保険者
　保険者は，国民に最も身近な行政単位である市町村（特別区を含む）である。そのうえで，保険財政の安定化や事務負担の軽減を図るなどの観点から，国，都道府県，医療保険者，年金保険者が市町村を重層的に支え合うこととされている。被保険者は40歳以上の者とし，65歳以上の第1号保険者と40歳以上65歳未満の第2号保険者とに区分される。

3 介護サービス計画
　介護保険では，利用者（被保険者）が，自らの意思に基づいて利用するサービスを選択し，決定することが基本となる。利用者は，自らがサービス計画を作成してもよいが，居宅介護支援事業者に依頼して，利用するサービスの種類や内容を定めた居宅サービス計画（ケアプラン）を無料で作成してもらうこともできる。要支援者の場合は，地域包括支援センターにより，介護予防サービス計画が作成される。

介護保険制度が成立した背景
介護保険法は，2000（平成12）年4月1日から施行された。介護保険制度が成立した背景には，少子高齢化により，要介護高齢者の増加・介護期間の長期化に加え，核家族化の進行，介護する家族の高齢化，職業をもつ女性の増加などによって家族だけでは高齢者の介護が担えなくなったことがあげられる。

社会保険方式
加入者が保険料を拠出し，それに応じて給付が受けられる方式。

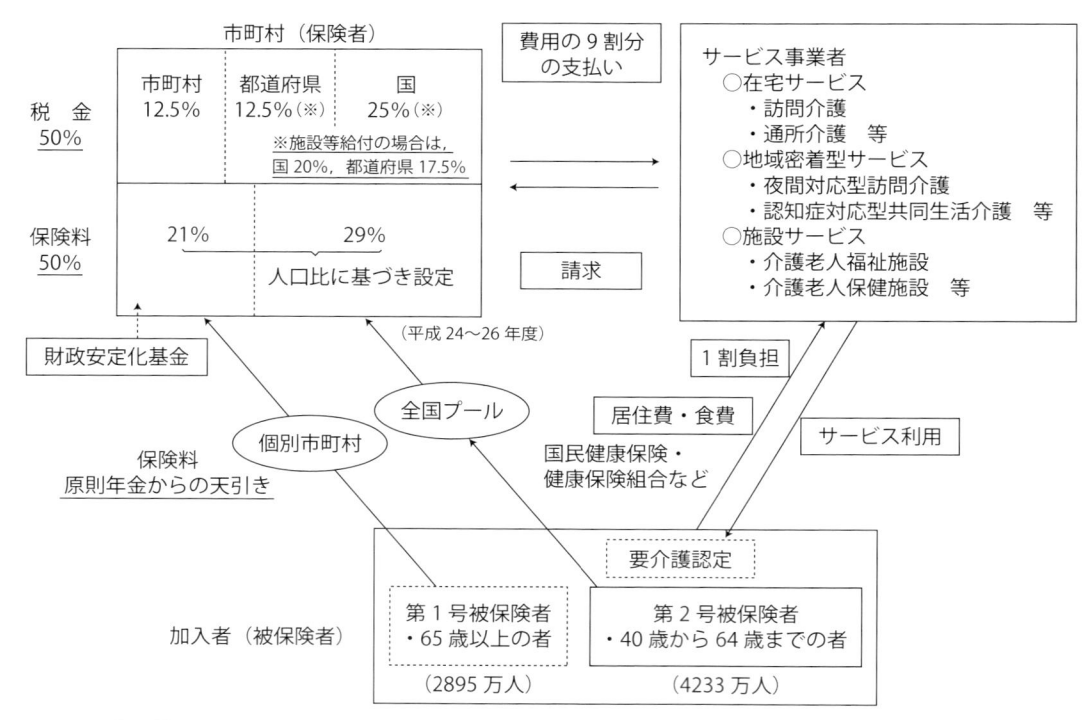

図1 介護保険制度の仕組み
(厚生統計協会編：国民衛生の動向・厚生の指標 増刊. 59 (9), 厚生統計協会, p.236, 2012)

4 地域密着型（介護予防）サービス

2005（平成17）年の改正により，認知症高齢者や一人暮らしの高齢者の増加などを踏まえ，一人ひとりができる限り住み慣れた地域で生活ができるように，身近な市町村で提供されることが適当な小規模多機能型居宅介護，認知症対応型共同生活介護，小規模な特別養護老人ホームなどのサービスである。また，公正・中立な立場から，地域における介護予防マネジメントや総合相談，権利擁護などを担う中核機関として地域包括支援センターが創設された。この機関は，市町村などが運営主体となり，保健師，社会福祉士，主任ケアマネジャーといった専門の職種が配置されている。

介護予防の定義
①要介護状態の発生をできる限り防ぐ（遅らせる），②要介護状態であってもその悪化をできる限り防ぐ，という2つの要素がある。

2 子育て支援

子育てに不安がある，自信がない，子どもとどう関わったらよいかわからない，子どもの泣いている理由がわからないなど，日々の子育てのなかで助言を必要とし社会的な支援が必要な家庭が増えてきている。統計からも，「共

働き主婦」よりも「専業主婦」のほうが，子育てに自信がない，自分の時間が少ないと答える人が多くなっている。3歳未満の乳幼児を育てている母親の約8割が家庭で育児に専念している現状があり，家庭の中で育児に孤軍奮闘している。

　このような子育て中の母親の孤立，不安感・負担感の増大などの課題に対して，地域のなかで子育て中の親と子が気軽につどい，孤立することなく，相互交流や子育ての不安や悩みを相談できる場を提供することの必要性が指摘された。そして現在，子育ての負担感などの緩和を図り，地域の実情に応じたきめ細かなサービスの提供を行うことのできる地域子育て支援拠点事業が全国各市町村で推進されるようになった。この事業は公的機関のみで実施するものではなく，NPO法人など多様な主体の参画による地域の支え合い，当事者による支え合いにより，地域の子育て力の向上を図るものである。

◼️1 地域子育て支援拠点事業

　地域子育て支援拠点事業の内容として，表1の4点が示されている。

表1　地域子育て支援拠点事業の内容

(1) 子育て中の親と子の交流の場の提供と交流の促進	子育て中の親と子が気軽にかつ自由に利用できる交流の場の設置や子育て中の親と子の交流を深める取り組みなどの地域支援活動の実施
(2) 子育てに関する相談，援助の実施	子育てに不安や悩みなどをもっている子育て中の親に対する相談，援助の実施
(3) 地域子育て関連情報の提供	子育て中の親と子が必要とする身近な地域のさまざまな育児や子育てに関する情報の提供
(4) 子育ておよび子育て支援に関する講習会などの実施	子育て中の親と子や，将来子育て支援に関わるスタッフとして活動することを希望する者などを対象として，月1回以上，子育ておよび子育て支援に関する講習会等を実施

◼️2 地域子育て支援拠点事業の具体的な展開

　地域子育て支援拠点事業を展開し実践する場所として次の3つのタイプ（型）を設けている。

（1）ひろば型

　常設の広場を開設し，子育て中の親と子（概ね3歳未満の乳幼児および保護者）が気軽につどい，打ち解けた雰囲気のなかで語り合い，相互に交流を図る場を提供するもの。公共施設内のスペース，商店街の空き店舗，公民館，公営の児童館，学校の余裕教室，民家，マンション・アパートの一室などが実施場所となる。週3日以上，かつ，1日5時間以上開設されている。

（2）センター型

　地域子育て支援情報の収集・提供に努め，子育て全般に関する専門的な支

援を行う拠点として機能するとともに，既存のネットワークや子育て支援活動を行う団体などと連携しながら，地域に出向いた地域支援活動を展開するもの。保育所などの児童福祉施設，公共施設など効果的・継続的な事業実施が可能な場所が実施場所となる。週5日以上，かつ，1日5時間以上開設されている。

（3）児童館型

民営の児童館，児童センターにおいて，学齢期の子どもが来館する前の時間などを利用して，親と子の交流，つどいの場を設営するとともに，子育て中の親など当事者をスタッフとして参加させ，身近で利用しやすい地域交流活動を展開するもの。児童館，児童センターで一般児童が利用しない時間帯を活用して，既設の遊戯室，相談室などで子育て中の親と子が交流し，つどうのに適した場所が実施場所となる。週3日以上，かつ，1日3時間以上開設されている。

子育て家庭への地域での支援施設やサービスについて，表2にまとめた。申し込みや相談の窓口は，市町村の母子保健事業の施策運営を行っている市町村母子児童担当課が主になっている。

表2　地域での子育て家庭の支援施設・サービスについて

施設・サービス	内容
児童館	児童福祉法に基づく児童厚生施設であり，子どもの健全な遊びを提供し，その心身の健康を増進し情操を豊かにする。育児不安に陥りがちな子育て中の母親を支援する
地域子育て支援センター	育児不安などについての相談指導，子育てサークルなどの育成・支援，ベビーシッターなどの地域の保育資源の情報提供を行う
子ども一時預かり ＊家庭での保育が困難になった場合に利用できる保育制度と育児支援サービス	①子どものショートステイ 　保護者が病気，出産，就労，冠婚葬祭などの理由で子どもの養育が困難な場合，乳児院や児童養護施設などで短期間預かる ②乳幼児健康一時預かり事業 　子どもの病気回復期で保育所などに預けることができなく保護者の就労，病気などで家庭での育児が困難な場合，診療所に併設した施設で一定期間預かる ③母子緊急一時保護 　家庭内の事情から母子を緊急に保護する必要が生じたとき一時的な生活の場を提供し，支援を行う ④保育ママ 　市町村が認定した保育士や看護師など資格のある人が家庭で子どもを預かる
ファミリーサポートセンター	子どもを預かってほしい保護者と預かることのできる人に会員として登録してもらい，会員相互の援助活動を支援する
育児支援ヘルパー派遣	妊娠中や出産後間もない時期にヘルパーを派遣し，身の回りの世話や育児などを援助する

(つづき)

施設・サービス	内容
その他，公共・民間の子育て支援事業	①公共の子育て支援事業 公立図書館での「読み聞かせ会」 公民館などでの家庭教育学級 子どもスイミング教室，親子体操教室，親子料理教室 つどいの広場（商店街の空き店舗，公民館，学校の余裕教室などを拠点施設として子育て中の親と子の交流の場の提供，子育て相談や支援事業を行う） ②民間の子育て支援事業 デパート主催の乳幼児相談や育児サークル，育児教室 医療機関での妊産婦教室，育児相談，育児サークル NPO法人の「おやこ劇場」「子育てサロン」での育児相談，育児サークル 地域に組織されている育児サークル

（田中哲郎監修：子育て支援における保健相談マニュアル．日本小児医事出版，p.237-238, 2007 より引用）

❸ 地域子育て支援事業拠点の支援者（表3）

地域子育て支援事業拠点の支援者の役割として，次の3点があげられる（地域子育て支援拠点事業実施ガイド：厚生労働省HPより）。

表3 地域子育て支援事業拠点の支援者の役割

学び	支援者は利用者が気兼ねなく相談できる関係をつくり，個々の親子への支援や情報提供などに応じ，利用者同士の交流を促すように働きかけることによって，親子がともに成長するための学びの機会の拡大に努める
支え	支援者は利用者にとって身近な相談相手であり理解者であること。利用者同士の支え合いを促進し，子育て家庭を支える環境づくりを行う
親子の力を引き出す	支援者は，特に親に対して「自己肯定観」を高め，子どもや子育てに向き合う余裕を回復する過程を重視し，親子の力を引き出すように働きかける

参考文献
- 厚生労働統計協会編：国民衛生の動向・厚生の指標，増刊．59（9），厚生労働統計協会，2012．
- 介護保険実務研究会編：平成24年版 介護保険六法．新日本法規出版，2012．

索　引

●欧文

ADHD	117
ADL	30
AED	100
AIDS	129
ASD	116
COPD	36, 121
HDL	131
HIV	129
JRC 蘇生ガイドライン 2010	101
LD	117
LDL	131
PDD	116
QOL	8
RICE 処置	74
WBGT（暑さ指数）	81

●あ行

アイシング	74
悪性貧血	130
アジソン病	42
アセスメント	8
圧痛	51, 73, 110
アデノイド	37
アナフィラキシー	115
アナフィラキシーショック	98
アメリカの看護の歴史	2
アルコール血中濃度と症状	92
アレルギーの原因食品	115
アレルギーマーチ	113
アレルゲン	114
罨法の種類	27
安楽	15
胃炎	38
胃潰瘍	123
胃がん	38
胃・十二指腸潰瘍	38
胃食道逆流症	36, 38
1 型糖尿病	132
イヌによる咬症事故	85
異物	89
──，鼻の	89
──，皮膚の	89
──，耳の	89
──，眼の	89
──となりやすいもの	89
──の好発年齢	88
咽頭結膜熱（プール熱）	119
ウイルス性肝炎	126
う蝕の分類	50
うつ病	135, 136
運動誘発喘息	114
栄養素	17
壊死	78
エリクソン	5
応急手当	64
悪寒戦慄	35
おむつ交換	25

●か行

介護サービス計画	145
介護保険制度成立の背景	145
介護保険制度の仕組み	146
介護予防サービス	146
介護予防の定義	146
外傷の応急手当	70
外傷の分類と特徴	68
過換気症候群	37
加湿	108
学校生活管理指導表	111
学校で予防すべき感染症	118
過敏性腸症候群	41, 123
仮面高血圧	12
川崎病	111
環境改善	118
間欠的啼泣	109
間質性肺炎	36
乾性角結膜炎	49
関節	73
間接圧迫止血法	69
眼痛	96
感電の原理	78
陥没呼吸	37, 108
緩和医療	47
がんを防ぐための 12 か条	140
記憶	59
記憶錯誤	59
記憶増進	59
気化熱	22
気管支喘息	37, 122
気管支喘息の発作の程度	114
キーセルバッハ部位	53
偽痛風	97
気道確保	101
気道熱傷	83
危篤時にみられる身体の変化	141
記銘障害	59
逆性石けん	29
逆流性食道炎	38
ギャッチベッド	16
救急救命処置	64
救急車乗車時に用意する物	67
救急車の出動件数	65
救急車の要請が必要な症状	66
救急蘇生法，一般市民が行う	99
急性細気管支炎	108
急性糸球体腎炎	127
急性腎炎症候群	111
急性虫垂炎	109
急性中毒の原因化学物質	91
急性腹症	51
吸入剤	31
救命の連鎖	99, 100
狭心症	50, 124
胸痛	96
虚血性心疾患	124
起立性タンパク尿	112
起立性調節障害	57
緊急時の基本的な流れ	64
筋性防御	110
緊張性頭痛	48
薬の服用時間	30
くも膜下出血	38
クループ症候群	108
群発頭痛	48
経口補水液	42

頸部腫脹	43	
血圧	11	
──の異常	12	
血尿	55	
──，顕微鏡的	55	
──，肉眼的	55	
──症候群	112	
下痢	24	
腱	73	
減圧障害の症状	87	
言語的コミュニケーション	8	
犬吠様咳嗽	36	
口腔内崩壊錠	31	
口腔の清潔	20	
高血圧	12	
高血圧症	125	
高山病の重症度評価	86	
行動療法	118	
高齢化率	4	
高齢者の体温	34	
呼吸	11	
骨折の種類	75	
骨折の特徴的な症状	76	
コミュニケーション障害	116	
昏睡体位	98	
コンパートメント症候群	75	

● さ行

挫滅創	85	
坐薬	31	
サルに咬まれたとき	85	
三角巾	72	
産後うつ	5	
3歳児の最大口径	90	
子宮内膜症	128	
死後の処置	142	
自殺対策	134	
脂質異常症	131	
四肢痛	97	
歯周炎	50	
失禁	19	
シックハウス症候群	13	
湿製錠	31	
歯肉炎	49	
自発痛	51	
死亡診断書の発行	143	
しもやけ	84	
社会保険方式	145	
社会未熟型	56	

十二指腸潰瘍	123	
周辺症状	61	
受傷機転	68	
出血量の目安	70	
手浴	22	
循環血液量減少性ショック	98	
衝動性	117	
消毒，物理的	29	
消毒薬適用対象微生物	29	
消毒用エタノール	28	
小児鼠径ヘルニア	43	
小脳出血	38	
蒸発熱	22	
食塩水の作り方	81	
食事摂取基準	17	
食事の世話	18	
褥瘡の手当て	44	
食中毒で救急車を呼ぶとき	93	
食中毒の種類	93	
食中毒予防のポイント	94	
食物アナフィラキシーの重症度分類	115	
食物依存性運動誘発アナフィラキシー	116	
ショック症状	101	
寝衣交換	19	
心因性嘔吐	39	
心筋梗塞	39, 50, 124	
心原性ショック	98	
心室中隔欠損症	110	
靱帯	73	
心肺蘇生	100	
心不全	37	
心房中隔欠損症	110	
信頼関係（ラポール）	8	
水痘（みずぼうそう）	119	
水分補給	79	
睡眠指針	26	
頭痛	47, 96	
──，朝の	48	
──，診察が必要な	48	
頭痛カレンダー	48	
清拭	22	
成人用紙おむつ	25	
疝痛	51	
洗髪	21	
全般性不安障害	59	
前立腺肥大症	127	
想像力の欠如	117	
足浴	22	

● た行

体位性タンパク尿	112	
体液	41	
体温	9	
体温調節中枢	34	
体温の日内変動	34	
大腸	39	
体内水分量	41	
多呼吸	108	
立ちくらみ	45	
脱臼	76	
──，顎の	77	
──，肩の	76	
──，肘の	77	
脱水	41	
──，高張性（水欠乏）	41	
──，低張性（食塩欠乏）	42	
──，等張性	42	
多動性	117	
胆石症	126	
胆嚢炎	126	
タンパク尿症候群	112	
地域子育て支援拠点事業	147	
地域包括ケアシステム	3	
中毒を起こすガス	93	
中毒を起こす観葉植物	92	
腸重積症	109	
貼付剤	31	
チョークサイン	90	
直接圧迫止血法	69, 70	
追想障害	59	
手足口病	120	
低血圧	12	
適応障害	59	
溺水の原因	94	
鉄欠乏性貧血	129	
伝染性紅斑（リンゴ病）	119	
統合失調症	134	
凍傷の好発部位	84	
凍傷の手当ての禁忌	84	
凍傷の分類と症状	84	
疼痛	73	
糖尿病	132	
動脈血酸素飽和度	12	
特発性(原発性)ネフローゼ症候群	112	
突発性発疹	120	
ドライアイ	49	
トリグリセリド（TG）	131	
鈍痛	51	

●な行

内因子 130
ナイチンゲール 2
生ワクチン 120
2型糖尿病 132
日常生活動作 30
日本中毒情報センター 91
日本の看護の歴史 2
乳幼児の呼吸器 108
尿の異常 24
尿閉 87
尿路感染症 127
尿路結石症 128
認知 60
認知症を支える施設 60
ネグレクト 5
熱中症の重篤なサイン 79
熱中症の症状と重症度分類 80
熱中症の誘因 81
熱中症予防の運動指針 81
ネット包帯 72
ねんざの種類 73
脳卒中 125
脳浮腫 85
乗り物酔いの予防 88

●は行

肺炎 121
肺結核 54
肺水腫 86
バイスタンダー 64
排泄援助 25
背部叩打法 90
排便のメカニズム 39
排便反射 41
ハイムリック法 90
廃用症候群 44
麦粒腫（ものもらい） 49
長谷川式簡易知能評価スケール 137
8020（ハチマルニイマル）運動 50
発達障害者支援法 116
パップ剤 31
パニック障害 59
半座位 16
反跳痛 110
ピア（当事者） 3
ピークフロー値 122
非言語的コミュニケーション 8
鼻出血しやすい部位 53
微熱 9
119番通報の手順 67
病人食 17, 18
鼻翼呼吸 37
疲労骨折 75
ファロー四徴症 111
部位別がん年齢調整死亡率の推移 139
風疹 119
　——の合併症 119
不活化ワクチン 120
不感蒸泄量 27
腹式呼吸 114
副子の代用 76
輻射熱 81
腹痛 96
腹部9分割法 51
服薬コンプライアンス 29
服薬指導 30
浮腫 42
　——，局所性 42
　——，全身性 42
　——，体重増加 42
不注意 117
不登校の態様別分類 57
不登校の定義 56
フリードマンの家族の定義 6
分離不安型 56
平均寿命 4
平熱 9
ヘビに咬まれたとき 85
ヘモグロビン量の下限 129
片頭痛 48
ヘンダーソン 3
便秘 24, 40
　——，急性 40
　——，けいれん性 40
　——，弛緩性 40
　——，直腸性 40
　——，慢性 40
放散痛 50
発疹の原因 46
発疹の種類 46
ボディメカニクス 15

●ま行

マイコプラズマ肺炎 108
巻軸包帯 71
麻疹（はしか） 118
　——の発疹 118
マックバーニーの圧痛点 110
慢性腎炎症候群 112
慢性閉塞性肺疾患 36
脈拍 10
無酸素症 30
メタボリックシンドローム診断基準 131
滅菌 28
　——，物理的 29
めまい 45
　——，回転性 45
　——，動揺性 45
　——，浮動性 45
　——の原因疾患 45
メンタルヘルス 133

●や行

薬物療法 118
やけどの広さの判定 82
やけどの深さの判定 82
やけどの民間療法 83
腰痛，精神的ストレスによる 52
ヨーロッパの看護の歴史 2

●ら行

落雷対策 79
卵巣腫瘍茎捻転 96
ランツの圧痛点 110
裏急後重 24
流行性角結膜炎 49
流行性耳下腺炎（おたふくかぜ） 119
緑内障 49
老人介護施設 142

●わ

若木骨折 75

〔編著者〕　　　　　　　　　　　　　　　　　　　〔執筆分担〕

萱場　一則（かやば　かずのり）　埼玉県立大学学長　　　　　第4章6

〔著　者〕（執筆順）

林　裕栄（はやし　ひろえ）　埼玉県立大学保健医療福祉学部教授　　第1章，
第3章 1-1～8・10・12・13, 2-2・3

大須賀　惠子（おおすか　けいこ）　元愛知学院大学心身科学部教授　　第2章，第3章 1-9, 付録1

布施　晴美（ふせ　はるみ）　十文字学園女子大学人間生活学部教授　　第3章 1-11, 2-1, 第5章1,
付録2

亀崎　路子（かめざき　みちこ）　杏林大学保健学部教授　　第4章 1～5・7・8

矢後　文子（やご　あやこ）　大妻女子大学短期大学部名誉教授　　第5章 2～5

暮らしの看護

2013年（平成25年）3月30日　初版発行
2020年（令和2年）8月5日　第3刷発行

編著者　萱　場　一　則
発行者　筑　紫　和　男
発行所　株式会社　建　帛　社　KENPAKUSHA

〒112-0011　東京都文京区千石4丁目2番15号
TEL（03）3944-2611
FAX（03）3946-4377
https://www.kenpakusha.co.jp/

ISBN 978-4-7679-1852-5　C3077　　壮光舎印刷／田部井手帳
Ⓒ萱場一則ほか，2013.　　　　　　　Printed in Japan
（定価はカバーに表示してあります）

本書の複製権・翻訳権・上映権・公衆送信権等は株式会社建帛社が保有します。
JCOPY〈出版者著作権管理機構　委託出版物〉
本書の無断複製は著作権法上での例外を除き禁じられています。複製される
場合は，そのつど事前に，出版者著作権管理機構（TEL 03-5244-5088,
FAX 03-5244-5089, e-mail:info@jcopy.or.jp）の許諾を得て下さい。